中草药实用大全

李春深◎编著

天津出版传媒集团

天津科学技术出版社

本书具有让你"时间耗费少，养生知识掌握好"的方法

免费获取专属于你的
《中草药实用大全》阅读服务方案

循序渐进式阅读？省时高效式阅读？深入研究式阅读？由你选择！
建议配合二维码一起使用本书

微信扫描二维码
免费获取阅读方案

◆ **本书可免费获取三大个性化阅读服务方案**

1、**轻松阅读**：为你提供简单易懂的辅助阅读资源，每天读一点，简单了解本书知识；

2、**高效阅读**：为你提供高效阅读技巧，花少量时间掌握方法，专攻本书核心知识，快速掌握本书精华；

3、**深度阅读**：为你提供更全面、更深度的拓展阅读资源，辅助你对本书知识进行深入研究，透彻理解，牢固掌握本书知识。

◆ **个性化阅读服务方案三大亮点**

时间管理　**科学时间计划**　　阅读资料　**精准资料匹配**　　社群共读　**阅读心得交流**

★不论你只是想循序渐进、轻松阅读本书，还是想掌握方法，快速阅读本书，或者想获取丰富资料，对本书知识进行深入研究，都可以通过微信扫描【本页】的二维码，根据指引，选择你的阅读方式，免费获得专属于你的个性化读书方案。帮你时间花的少，阅读效果好。

图书在版编目（CIP）数据

中草药实用大全 / 李春深编著 . -- 天津 ：天津科学技术出版社，2018.1（2020.6重印）

ISBN 978-7-5576-3436-0

Ⅰ．①中… Ⅱ．①李… Ⅲ．①中草药-基本知识 Ⅳ．①R282

中国版本图书馆 CIP 数据核字（2017）第 169167 号

中草药实用大全

ZHONGCAOYAO SHIYONG DAQUAN

责任编辑：孟祥刚

出　版：天津出版传媒集团
　　　　　天津科学技术出版社

地　址：天津市西康路 35 号

邮　编：300051

电　话：（022）23332390

网　址：www. tjkjcbs. com. cn

发　行：新华书店经销

印　刷：唐山富达印务有限公司

开本 670×960　1/16　印张 16　字数 300 000

2020 年 6 月第 1 版第 2 次印刷

定价：58.00 元

前　言

中国医药学已有数千年的历史，是中国人民长期同疾病作斗争的极为丰富的经验总结，对于中华民族的繁荣昌盛有着巨大的贡献。由于药物中草类占大多数，所以记载药物的书籍便称为"本草"。据考证，秦汉之际，本草流行已较多，但可惜这些本草都已亡佚，无可查考。现知的最早本草著作称为《神农本草经》，著者不详，根据其中记载的地名，可能是东汉医家修订前人著作而成。

中国是中草药的发源地，目前中国大约有 12000 种药用植物，这是其他国家所不具备的，在中药资源上我们占据垄断优势。古代先贤对中草药和中医药学的深入探索、研究和总结，使得中草药得到了最广泛的认同与应用。中医预防治疗疾病所使用的独特药物，也是中医区别于其他医学的重要标志。中国人民对中草药的探索经历了几千年的历史。相传，神农尝百草，首创医药，被尊为"药皇"。

中药应用理论比较独特。中药有四气五味。四气又称四性，是指药性的寒、热、温、凉。五味指药物的辛、酸、甘、苦、咸。中草药的气、味不同，其疗效也各异。药材认识旨在收集全国中药材品种。内容丰富，资料较准确可靠，可在一定程度上结合现代医学科学知识进行研究，可供科研和临床的参考。

本书精选数百种常用中草药的来源、采制、性味、功能主治等，进行分类编排，每种均附有植物写真照片等。文字简练、内容丰富，具有很好的实用性和普及性。适合于临床医生、药学专业人士、普通大众参考使用。

目 录

第一篇 最实用的中草药（上）

解表类··· 1

　发散风寒药 ·· 1

　发散风热药 ·· 4

清热类··· 6

　清热泻火药 ·· 6

　清热燥湿药 ·· 8

　清热凉血药 ·· 10

　清虚热药 ··· 11

　清热解毒药 ·· 12

泻下类··· 16

　攻下药 ··· 16

　润下药 ··· 17

　峻下逐水药 ·· 18

第二篇　最实用的中草药（中）

化湿、祛风湿类 ·················· 19

化湿药 ·················· 19

祛风湿清热药 ·················· 20

祛风湿强筋骨药 ·················· 21

祛风湿散寒药 ·················· 22

利水渗湿类 ·················· 23

利尿祛湿药 ·················· 23

利湿退黄药 ·················· 26

止血类 ·················· 27

化瘀止血药 ·················· 28

温经止血药 ·················· 28

凉血止血药 ·················· 29

活血化瘀类 ·················· 30

活血止痛类 ·················· 30

活血调经药 ·················· 32

活血疗伤药 ·················· 34

化痰止咳平喘类 ·················· 35

温化寒痰药 ·················· 35

清化热痰药 ··· 36

止咳平喘药 ··· 38

第三篇　最实用的中草药（下）

补虚类 ·· 41

补气药 ··· 41

补阳药 ··· 44

补血药 ··· 46

补阴药 ··· 47

安神类 ·· 48

温里类 ·· 49

理气、消食类 ·· 51

理气药 ··· 51

消食药 ··· 54

驱虫类 ·· 55

收涩类 ·· 57

敛肺涩肠药 ··· 57

固精缩尿止带药 ··· 59

第四篇　常用中草药良方集锦

补气药 ·· **61**

　人　参 ··· 61

　党　参 ··· 65

　西洋参 ··· 67

　太子参 ··· 70

　黄　芪 ··· 71

　白　术 ··· 74

　甘　草 ··· 77

补阳药 ·· **80**

　鹿　茸 ··· 80

　淫羊藿 ··· 83

　巴戟天 ··· 85

　核桃仁 ··· 87

　冬虫夏草 ··· 89

　菟丝子 ··· 91

　肉苁蓉 ··· 92

　锁　阳 ··· 94

　杜　仲 ··· 95

补血药·································· **96**

    地　黄 ·································· 96

    当　归 ·································· 98

    阿　胶 ·································· 100

    龙眼肉 ·································· 102

补阴药·································· **104**

    沙　参 ·································· 104

    黄　精 ·································· 106

    麦门冬 ·································· 107

    天门冬 ·································· 108

    百　合 ·································· 110

    枸杞子 ·································· 111

    桑　椹 ·································· 113

第五篇　中草药与养病、保健

本草抗疲劳，增添生活活力·································· **115**

    喝点菊花茶，消除视疲劳 ·································· 115

    灵芝仙草疗虚劳，健康祥瑞 ·································· 116

    女贞子：抗击神经衰弱 ·································· 118

    黄芪益气固表，抗疲劳防感冒 ·································· 119

    适量服用红景天，补血氧抗疲劳 ·································· 121

日食大枣，补气养血防疲劳 …………………… 123

酸枣仁，失眠的挑战者 ………………… 124

香蕉专治疲劳性失眠抑郁 ……………… 126

本草防治小毛病，提升机体抵抗力……………… 127

感　冒 ……………………………………… 127

中　暑 ……………………………………… 130

口臭、溃疡 ………………………………… 133

消化不良 …………………………………… 136

盗　汗 ……………………………………… 140

便　秘 ……………………………………… 142

腹痛、腹胀 ………………………………… 144

牙　痛 ……………………………………… 145

呕　吐 ……………………………………… 146

咳　嗽 ……………………………………… 148

头　痛 ……………………………………… 151

创　伤 ……………………………………… 152

本草装饰家居，健康环保益处多……………… 153

去除居室甲醛的花草 ……………………… 153

去除居室苯类的花草 ……………………… 157

切断居室有害电磁辐射的植物 …………… 160

本草驱虫，提升生活舒适感……………………… 163

驱蚊草 ……………………………………… 163

薰衣草 ……………………………… 164

猪笼草 ……………………………… 165

七里香 ……………………………… 166

逐蝇梅 ……………………………… 166

夜来香 ……………………………… 167

曼陀罗 ……………………………… 167

天竺葵 ……………………………… 168

本草新应用，让健康生活更美好…………**169**

本草贴敷保健 ……………………… 169

本草精油保养法 …………………… 175

本草药浴调补 ……………………… 180

本草足疗调补 ……………………… 184

本草脐疗调补 ……………………… 186

本草纳鼻调补 ……………………… 191

本草针灸调补 ……………………… 194

本草热熨调补 ……………………… 195

中药口服液 ………………………… 198

第六篇 《本草纲目》与祛病

本草妙法甩开脂肪，给肝脏减压…………**201**

健康自测：你的肝脏是否藏了过多脂肪 ………… 201

饮食有方，让脂肪肝患者不再为难 ………… 203

脂肪肝患者如何在饮食上去脂 ·············· 203

脂肪肝的饮食禁忌 ·············· 205

清肝饮食，让肝炎乖乖投降 ·············· 206

吃对食物，让你的硬肝软下来 ·············· 207

清胆利湿，食物是胆结石最佳的"溶解剂" ·············· 208

《本草纲目》：食物是最好的"胃肠保护伞" ············209

健康自测：哪些症状是胃肠疾病的征兆 ·············· 209

治疗胃溃疡的"美食法" ·············· 210

胃溃疡的饮食禁区 ·············· 211

特效饮食让胃炎不再找麻烦 ·············· 212

饮食战略打退肠炎的进攻 ·············· 215

饮食禁忌，从"肠"计议 ·············· 216

消化不良，找"本草牌"健胃消食方 ·············· 217

《本草纲目》中的腹泻食疗方 ·············· 218

食疗帮你甩掉烦人的便秘 ·············· 220

简单食疗胃痛消 ·············· 222

以食为药，赶走霍乱 ·············· 223

本草食疗，提升你下垂的胃 ·············· 224

肾气十足不难，看看李时珍的肾病食疗方 ············225

为肾盂肾炎患者开出的食疗单 ·············· 225

急性肾炎患者共享饮食疗法 ·············· 226

给慢性肾炎患者的食疗方 ·············· 228

以食养肾调虚，走出尿毒症这片险滩 ·············· 229

养五脏之华盖，用本草祛除"肺"病 ·······················230

用食物护卫你的"娇脏"——肺 ························· 230

以食养肺益气，让支气管炎知难而退 ················· 232

以食理虚润肺，拒绝哮喘来访 ····················· 233

消气解肿，肺气肿的食疗王道 ····················· 234

清凉素淡食物，轻轻松松为肺"消炎" ················· 236

本草食疗为你锻造"钢筋铁骨" ·······················237

健康自测：你的骨质疏松了吗 ····················· 237

防治骨质疏松，食物是最好的"钙源" ··············· 238

第一篇　最实用的中草药（上）

解表类

　　凡以发散表邪、解除表证为主要作用的药物，称解表药，又谓发表药。根据其药性和主治差异，又分为发散风寒药和发散风热药两类。发散风寒药药性多辛温，又称辛温解表药，适用于风寒表证，代表药物有麻黄、防风等；发散风热药药性多辛凉，又称辛凉解表药，适用于风热表证，代表药物有葛根、菊花等。

发散风寒药

麻黄

　　【采集】8 ~ 10 月间割取部分绿色茎枝，或连根拔起，放通风处晾干，或晾至六成干时再晒干。晾干或晒干后放置于干燥通风处，防潮防霉。用时切段，生用、蜜炙或捣碎用。

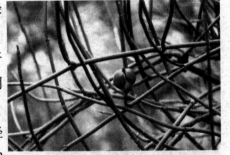

　　【药材性状】较多分枝，直径 1 ~ 1.5 毫米，无粗糙感。节间长 1.5 ~ 3 厘米。膜质鳞叶长 1 ~ 2 毫米；裂片 2(稀 3)，上部为短三角形，灰白色，先端多不反曲，基部棕红色至黑色。

　　【注意事项】①表虚自汗及阴虚盗汗、咳喘 (由于肾不纳气的虚喘) 者慎用。②不可多服，多服令人虚。③使用时一定要去尽节和煎煮时水面上的泡沫，否则服用后会令人胸闷。

紫苏叶

【采集】7～9月，枝叶茂盛时收割，摊在地上或悬于通风处阴干，干后将叶摘下即可。

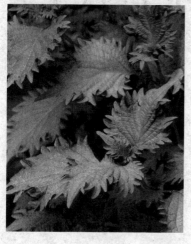

【药材性状】叶片多皱缩卷曲、破碎，完整者展开后呈卵圆形，长4～11厘米，宽2.5～9厘米。先端长尖或急尖，基部圆形或宽楔形，边缘具圆锯齿。两面紫色或上表面绿色，下表面紫色，疏生灰白色毛，下表面有多数凹点状的腺鳞。叶柄长2～5厘米，紫色或紫绿色。质脆。带嫩枝者，枝的直径2～5毫米，紫绿色，断面中部有髓。气清香，味微辛。

【注意事项】阴虚、气虚及温病者慎服。

白芷

【采集】春播在当年10月中下旬，秋播于翌年8月下旬，当地上部分枯萎后采收。先割去茎叶，然后取出白芷根，抖去泥土，晒干或烘干即可入药。

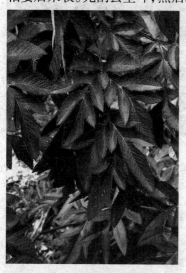

【药材性状】本品呈长圆锥形，长10～25厘米，直径1.5～2.5厘米。表面灰棕色或黄棕色，根头部钝四棱形或近圆形，具纵皱纹、支根痕及皮孔样的横向凸起，有的排列成四纵行。顶端有凹陷的茎痕。质坚实，断面白色或灰白色，粉性，形成层环棕色，近方形或近圆形，皮部散有多数棕色油点。

【注意事项】血虚有热及阴虚阳亢头痛者禁服。

辛夷

【采集】在早春花蕾未开放时采摘，剪去枝梗，烘干或晒干即可。

【药材性状】干燥的花蕾呈倒圆锥状，形如毛笔头，基部带有木质短枝。花蕾长 1 ~ 4 厘米，中部直径 0.7 ~ 2 厘米。外裹苞片 2 枚成两层，两层之间尚可见小芽鳞。苞片表面密被黄绿色柔软长毛，毛茸长约 5 毫米，内表面平滑，棕紫色。除去苞片后可见 3 片花萼与 6 ~ 12 片紧密相包的棕紫色花瓣，其内有多数棕黄色雄蕊与 1 枚褐色雌蕊。质脆易破碎。有特殊香气，味辛凉而稍苦。以花蕾未开，身干，色绿，无枝梗者为佳。

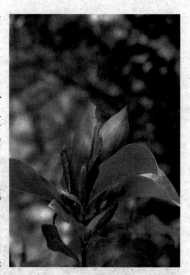

【注意事项】阴虚火旺者忌服。

细辛

【采集】移栽 3 ~ 5 年，直播 5 ~ 6 年采收。9 月中旬挖出全部根须，每 1 ~ 2 克捆成一把，放阴凉处阴干后打包入库。

【药材性状】多数十棵扎成一把，常卷缩成团。根茎长 5 ~ 20 厘米，直径 0.1 ~ 0.2 厘米，节间长 0.2 ~ 1 厘米。根细长，密生节上，表面灰黄色，平滑或具纵皱纹，质脆易折断，断面黄白色，基生叶 1 ~ 2，叶片较薄，心形，先端渐尖。花被裂片开展。果近球形，气味较弱。

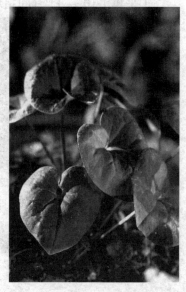

【注意事项】阴虚、血虚、气虚多汗及火升炎上者禁服。反藜芦。本品服用剂量过大会有面色潮红、头晕、多汗，甚至胸闷、心悸、

恶心、呕吐等副作用。

发散风热药

葛根

【采集】秋冬两季采挖,洗净,除去外皮,切片,晒干或烘干,生用或煨用。广东、福建等地切片后,用盐水、白矾水或淘米水浸泡,再用硫黄熏后晒干,色较白净。

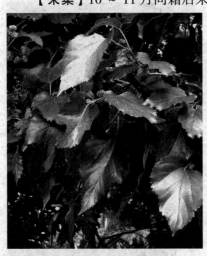

【药材性状】呈纵切的长方形厚片或小方块,长5~35厘米,厚0.5~1厘米。外皮淡棕色,有纵皱纹,粗糙。切面黄白色,纹理不明显。质韧,纤维性强。无臭,味微甜。

【注意事项】表虚多汗与虚阳上亢者慎用。

桑叶

【采集】10~11月间霜后采收,除去杂质,晒干,生用或炙用。

【药材性状】叶多皱缩、破碎。完整的叶片有柄,展开后呈卵形或宽卵形;先端渐尖,基部截形、圆形或心形,边缘有锯齿或钝锯齿,有的不规则分裂。上表面黄绿色或浅黄棕色,有时可见有小疣状突起;下表面色较浅,叶脉突起,小脉网状,脉上被疏毛,叶腋具簇毛。质脆。气微,味淡、微苦涩。

【注意事项】肝燥者禁用。

菊花

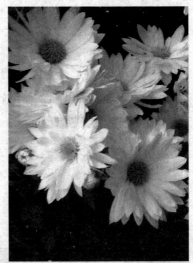

【采集】10月下旬至11月上旬待花瓣平展，有80%的花心散开时，晴天露水干后分批采收。采下鲜花，切忌堆放，需及时干燥或薄摊于通风处。加工方法因各地产的药材品种而不同：阴干，适用于小面积生产，待花大部分开放，晴天，割下花枝，捆成小把，悬吊于通风处，经30～40天，待花干燥后摘下，略晒；晒干，将鲜菊花薄铺蒸笼内，厚度不超过3厘米，待水沸后，将蒸笼置锅上蒸3～4分钟，倒至晒具内晒干，不宜翻动；烘干，将鲜菊铺于烘筛上，厚度不超过3厘米，60℃烘干。

【药材性状】干燥头状花序，外层为数层舌状花，呈扁平花瓣状，中心由多数管状花聚合而成，基部有总苞，系由3～4层苞片组成。气清香，味淡、微苦。以花朵完整、颜色鲜艳、气清香、无杂质者为佳。

【注意事项】气虚胃寒、食少泄泻之病宜少用之。

薄荷

【采集】收获期因地而异，大部分产区每年收割2次，第1次（头刀）在小暑至大暑间，第2次（二刀）于寒露至霜降间。广东、广西等温暖地区一年可收割3次。割取全草，鲜用或晒干切段用。

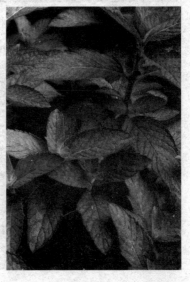

【药材性状】本品茎呈方柱形，有对生分枝，长15～40厘米，直径0.2～0.4厘米；表面紫棕色或淡绿色，棱角处具茸毛，节间长2～5厘米；质脆，断面白色，髓部中空。

【注意事项】阴虚血燥、表虚汗多者忌服。

清热类

　　凡药性寒凉，以清解里热为主要作用的药物，称为清热药。清热药药性皆凉，用其寒性除热，此热或因外邪传里化热、或因热邪直中于里、或因阴虚生热。

清热泻火药

知母

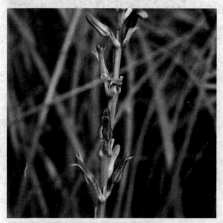

【采集】春、秋均可采挖，以秋季采者较佳。除去枯叶和须根，晒干或烘干为"毛知母"。趁鲜剥去外皮，晒干为"知母肉"。

【药材性状】呈长条状，微弯曲，略扁，偶有分枝，长 3 ~ 15 厘米，直径 0.8 ~ 1.5 厘米。一端有浅黄色的茎叶残痕。表面黄棕色至棕色，上面有一凹沟，具紧密排列的环状节，节上密生黄棕色的残基，由两侧向根茎上方生长；下面隆起而略皱缩，并有凹陷或凸起的点状根痕。质硬，易折断，断面黄白色。气微，味微甜、略苦，嚼之带黏性。

【注意事项】脾胃虚寒、大便溏泄者禁服。

芦根

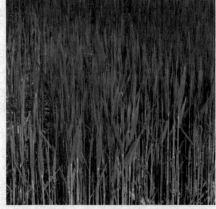

【采集】春秋两季采挖其地下茎，洗净，除去须根，切去残节，切成 3 ~ 4 厘米小段，晒干或鲜用。

【药材性状】表面黄白色，有光泽，先端尖形似竹笋，绿色或黄绿色。全体有节，节间长 10 ~ 17 厘米，节上有残留的须根及芽痕。质轻而韧，不易折断。横切面黄白色，中空，周壁厚约 1.5 毫米，可见排列成环的细孔，外皮疏松，可以剥离。气无，味甘。

【注意事项】脾胃虚寒者慎服。

莲子心

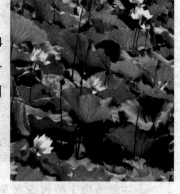

【采集】秋季采收莲子时，从莲子中剥取绿色胚（莲心），晒干。

【药材性状】本品略呈细棒状，长 1 ~ 1.4 厘米，直径约 0.2 厘米。幼叶绿色，一长一短，卷成箭形，先端向下反折，两幼叶间可见细小胚芽。胚根圆柱形，长约 3 毫米，黄白色。质脆，易折断，断面有数个。气微，味苦。

【注意事项】脾胃虚寒者慎用。

夏枯草

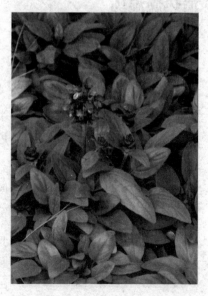

【采集】夏季花叶茂盛期采收，晒干或鲜用。

【药材性状】干燥果穗呈长圆柱形或宝塔形，长 1.5 ~ 8 厘米，直径 0.8 ~ 1.5 厘米，棕色或淡紫褐色，宿萼数轮至十数轮，作覆瓦状排列，每轮有 5 ~ 6 个具短柄的宿萼，下方对生苞片 2 枚。苞片肾形，膜质，淡黄褐色，纵脉明显，基部楔形，先端尖尾状，背面生白色粗毛，宿萼唇形，上唇宽广，先端微 3 裂，下唇 2 裂，裂片尖三角形，外面有粗毛。花冠及雄蕊都已脱落。宿萼内有小坚果4枚，棕色，有光泽。果实卵圆形，棕色，尖端有白色突起，坚果遇水后，表面能形成白色黏液层。体轻质脆，微有清香气，味淡。

【注意事项】脾胃虚弱者慎服。

决明子

【采集】秋季果实成熟后采收，将全株割下或摘下果荚，晒干，打出种子，扬净荚壳及杂质，再晒干。

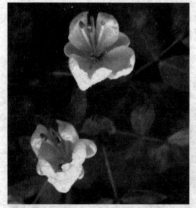

【药材性状】种子棱方形或短圆柱形，两端平行倾斜，长3～7毫米，宽2～4毫米。表面绿棕色或暗棕色，平滑有光泽。一端较平坦，另端斜尖，背腹面各有1条突起的棱线，棱线两侧各有1条斜向对称而色较浅的线形凹纹。质坚硬，不易破碎。种皮薄，子叶2片，黄色，呈"S"形折曲并重叠。味微苦。

【注意事项】脾胃虚寒及便溏者慎服。

清热燥湿药

黄芩

【采集】春、秋二季采挖，将根挖出后除去茎苗、须根及泥土，晒至半干时撞去栓皮，再晒至全干。生用、酒炒或炒炭用。

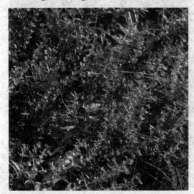

【药材性状】呈圆锥形，扭曲，长8～25厘米，直径1～3厘米。表面棕黄色或深黄色，有稀疏的疣状细根痕，上部较粗糙，有扭曲的纵皱纹或不规则的网纹，下部有顺纹和细皱。质硬而脆，易折断，断面黄色，中间红棕色；老根中间呈暗棕色或棕黑色，枯朽状或已成空洞。气微，味苦。

【注意事项】脾肺虚热者忌用。恶葱。

黄连

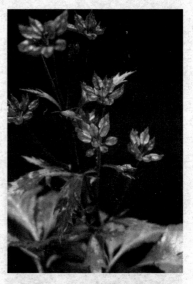

【采集】黄连栽后 4～5 年的 10～11 月间，用黄连抓子连根抓起，抖掉泥土，剪去须根和叶，取根茎在黄连炕上烘炕干燥，烘时用操板翻动，并打掉已干燥的泥土。五六成干时出炕，根据根茎大小，分为 3～4 等，再分别细炕，勤翻动，待根茎断面呈干草色时即可出炕，装入槽笼，撞掉泥土和须根即成。

【药材性状】根茎多簇状分枝，弯曲互抱，形似倒鸡爪状，习称"鸡爪黄连"；单枝类圆柱形，长 3～6 厘米，直径 2～8 毫米。表面灰黄色或黄棕色，外皮剥落处显红棕色，粗糙，有不规则结节状隆起、须根及须根残基，有的节间表面平滑如茎秆，习称"过桥"；上部多残留褐色鳞叶，顶端常留有残余的茎或叶柄。质坚硬，折断面不整齐，皮部橙红色或暗棕色，木部鲜黄色或橙黄色，髓部红棕色，有时中空。气微，味极苦。

【注意事项】胃虚呕恶、脾虚泄泻者均应慎服。

苦参

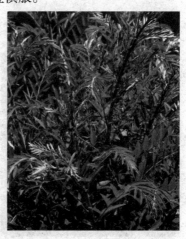

【采集】9～10月挖取全株，用刀分割成单根，晒干或烘干。

【药材性状】根呈长圆柱形，下部常分枝，长 10～30 厘米，直径 1～2.5 厘米。表面棕黄色至灰棕色，具纵皱纹及横生皮孔。栓皮薄，常破裂反卷，易剥落，露出黄色内皮。质硬，不易折断，折断面纤维性；切片厚 3～6

毫米，切面黄白色，具放射状纹理及裂隙，有的可见同心性环纹。气微，味极苦。

【注意事项】脾胃虚寒者禁服。反藜芦。

清热凉血药

玄参

【采集】栽种当年 10 ～ 11 月当茎叶枯萎时收获。挖起全株，摘下块根晒或炕到半干时，堆积盖草压实，经反复堆晒待块根内部变黑、再晒（炕）至全干。

【药材性状】根呈类圆柱形，中间略粗或上粗下细，有的微弯曲似羊角状，长 6 ～ 20 厘米，直径 1 ～ 3 厘米。表面灰黄色或灰褐色，有不规则的纵沟、横向皮孔及稀疏的横裂纹和须根痕。质坚实，不易折断，断面黑色，微有光泽。气特异似焦糖，味甘、微苦。以水浸泡，水呈墨黑色。

【注意事项】脾虚便溏或有湿者禁服。

赤芍

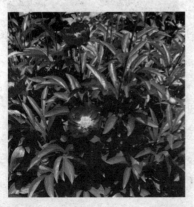

【采集】8 ～ 9 月采挖，晾晒至半干时捆成小捆，晒至足干。

【药材性状】根呈圆柱形，稍弯曲，长 5 ～ 40 厘米，直径 0.5 ～ 3 厘米，表面棕褐色，粗糙，有纵沟及皱纹，并有须根痕及横向凸起的皮孔，有的外皮易脱落。质硬而脆，易折断，断面粉白色或粉红色，皮部窄，木部放射状纹理明显，有的有裂隙。气微香，味微苦、酸涩。

　　【注意事项】血虚无淤之证及痈疽已溃者慎服。

清虚热药

白薇

　　【采集】早春、晚秋均可采收。以秋季采收为佳。采掘后，除去地上部分，洗净，晒干。

　　【药材性状】根茎粗壮短，有结节，多弯曲。上面有圆形的茎痕，下面及两侧簇生多数细长的根。根长 10 ～ 25 厘米，直径 0.1 ～ 0.2 厘米。表面棕黄色。质脆，易折断，断面皮部黄白色，木部黄色。气微，味微苦。

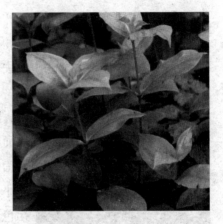

　　【注意事项】血热相宜，血虚则忌。

地骨皮

　　【采集】早春、晚秋采挖根部，剥取皮部，晒干。将鲜根切成 6 ～ 10 厘米长的小段，再纵剖至木质部，置蒸笼中略加热，待皮易剥离时，取出剥下皮部，晒干。

　　【药材性状】根皮呈筒状或槽状，长 3 ～ 10 厘米，宽 0.5 ～ 1.5 厘米，厚 0.1 ～ 0.3 厘米。外表面灰黄色至棕黄色，粗糙，有不规则纵裂纹，易成鳞片状剥落。内表面黄白色至灰黄色，较平坦，有细纵纹。体轻，质脆，易折断，断面不平坦，

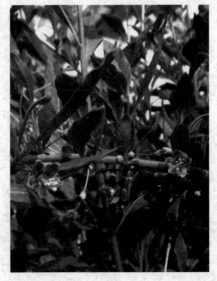

外层黄棕色，内层灰白色。气微，味微甘而后苦。

【注意事项】脾胃虚寒者慎服。

清热解毒药

连翘

【采集】果实初熟或熟透时采收。初熟的果实采下后，蒸熟，晒干，尚带绿色，称为青翘；熟透的果实采下后晒干，除去种子及杂质，称为老翘。筛去种子作翘心用。晒干，生用。

【药材性状】本品呈长卵形至卵形，稍扁，长 1.5 ~ 2.5 厘米，直径 0.5 ~ 1.3 厘米。表面有不规则的纵皱纹及多数凸起的小斑点，两面各有 1 条明显的纵沟。顶端锐尖，基部有小果梗或已脱落。青翘多不开裂，表面绿褐色，凸起的灰白色小斑点较少，质硬；种子多数，黄绿色，细长，一侧有翅。老翘自顶端开裂或裂成两瓣，表面黄棕色或红棕色，内表面多为浅黄棕色，平滑，具一纵隔，质脆；种子棕色，多已脱落。气微香，味苦。

【注意事项】脾胃虚弱、气虚发热、痈疽已溃、脓稀色淡者忌服。

板蓝根

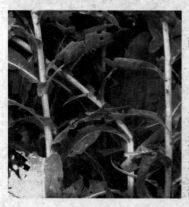

【采集】10 ~ 11 月经霜后采挖，带泥晒至半干扎把，去泥，理直后晒干。

【药材性状】呈细长圆柱形，长 10 ~ 20 厘米，直径 0.5 ~ 1 毫米。表面浅灰黄色或淡棕黄色，粗糙，有纵皱纹及横斑痕，并有支根痕。根头部略膨大，顶端有一凹窝，周边有暗绿色的叶柄残基，较粗的根并有密集的疣状突起及轮状排列的灰棕色的叶柄痕。质略软，断面皮部黄白色至浅棕色，木质部黄色。气微弱，味微甘。

【注意事项】脾胃虚寒而无实火热毒者忌服。

野菊花

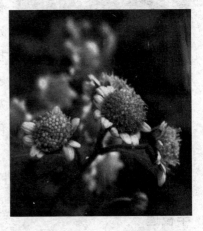

【采集】秋季花盛开时采收，晒干或烘干。

【药材性状】干燥的头状花序呈扁球形，直径 0.5 ~ 1 厘米，外层为 15 ~ 20 个舌状花，雌性，淡黄色，皱缩卷曲；中央为管状花，两性，长 3 ~ 4 毫米，黄色，顶端 5 裂，子房棕黄色，不具冠毛；底部有总苞，由 20 ~ 25 枚苞片组成，作覆瓦状排列成 4 层，苞片卵形或披针形，枯黄色，边缘膜质。各花均着生于半球状的花托上。体轻，气芳香。味苦，继之有清凉感。

【注意事项】脾胃虚寒者慎服。

千里光

【采集】夏、秋二季枝叶茂盛，花将开时采割，扎成小把或切段，晒干。

【药材性状】全草长 60 ~ 100 厘米，或切成 2 ~ 3 厘米长的小段。茎圆柱形，表面深棕色或黄棕色，具细纵棱；质脆，易折断，断面髓部白色。叶多卷缩破碎，完整者展平后呈椭圆状三角形或卵状披针形，边缘具不规则锯齿，暗绿色或灰棕色；质脆。有时枝梢带有枯黄色头状花序。瘦果有纵沟，冠毛白色。气微，味苦。

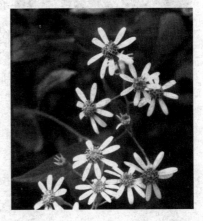

【注意事项】中寒泄泻者勿服。

鱼腥草

【采集】夏季茎叶茂盛、花穗多收，将全草连根拔起，洗净晒干。

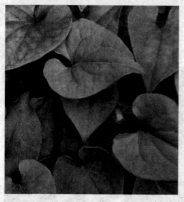

【药材性状】本品茎呈扁圆柱形，扭曲，长 20 ~ 35 厘米，直径 0.2 ~ 0.3 厘米，表面棕黄色，具纵棱数条，节明显；下部节上有残存须根；质脆，易折断。叶互生，叶片卷折皱缩，展平后呈心形；先端渐尖，全缘；上表面暗黄绿色至暗棕色，下表面灰绿色或灰棕色；叶柄细长，基部与托叶合生成鞘状。穗状花序顶生，黄棕色。搓碎有鱼腥味，味微涩。

【注意事项】虚寒症及阴性外疡者忌服。鱼腥草不宜久煎。

半枝莲

【采集】开花时采收，去根，鲜用或晒干。

【药材性状】全草长 15 ~ 35 厘米，无毛或花轴上疏被毛。根纤细。茎丛生，较细，方柱形；表面暗紫色或棕绿色。叶对生，有短柄；叶片多皱缩，

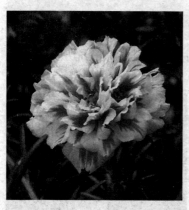

展平后呈三角状卵形或披针形，长 1.5 ~ 3 厘米，宽 0.5 ~ 1 厘米；先端钝，基部宽楔形，全缘或有少数不明显的钝齿；上表面暗绿色，下表面灰绿色。花单生于茎枝上部叶腋，花萼裂片钝或较圆；花冠二唇形，棕黄色或浅蓝紫色，长约 1.2 厘米，被毛。果实扁球形，浅棕色。气微，味微苦。

【注意事项】血虚者及孕妇慎服。

土茯苓

【采集】8 ~ 10 月采挖，浸漂，切片晒干。先放开水中煮数分钟后，切片晒干。

【药材性状】根茎略呈圆柱形，稍扁或
不规则条块状，有结节状隆起，具短分枝，
长 5 ~ 22 厘米，直径 2 ~ 5 厘米。表面黄棕
色或灰棕色，凹凸不平，有坚硬的须根残基，
分枝顶端有圆形芽痕，有的外皮现不规则裂
纹，并有残留鳞叶。质坚硬。切片呈长圆形
或不规则，厚 1 ~ 5 厘米，边缘不整齐；切
面类白色至淡红棕色，粉性，可见维管束点
及多数小亮点；质略韧，折断时有粉尘散出，
以水湿润有黏滑感。无臭，味微甘、涩。

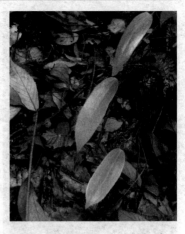

【注意事项】肝肾阴虚者慎服。忌犯铁器，服时忌茶。

白头翁

【采集】种植第三、第四年的 3 ~ 4 月或 9 ~ 10 月采根，一般以早春
3 ~ 4 月采挖的品质较好。采挖出的根，剪去地上部分，保留根头部白色茸
毛，洗去泥土，晒干。

【药材性状】根呈类圆柱形或圆锥形，
稍扭曲，长 6 ~ 20 厘米，直径 0.5 ~ 2 厘米。
表面黄棕色或棕褐色，具不规则纵皱纹或纵
沟，皮部易脱落，露出黄色的木部，有的有
网状裂纹或裂隙，近根头处常有朽状凹洞。
根头部稍膨大，有白色绒毛，有的可见鞘状
叶柄残基。质硬而脆，断面皮部黄白色或淡
黄棕色，木部淡黄色。气微，味微苦涩。

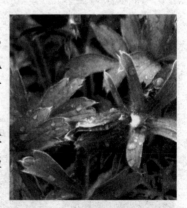

【注意事项】虚寒泻痢患者慎服。

蒲公英

【采集】春、夏开花前或刚开花时连根挖取，除净泥土，晒干。

【药材性状】本品呈皱缩卷曲的团块，干燥的根，略呈圆锥状，弯曲，

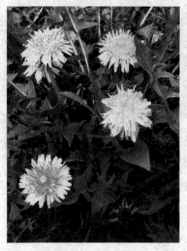

长 4 ~ 10 厘米，表面棕褐色，皱缩，根头部有棕色或黄白色的毛茸，或已脱落。叶基生，多皱缩成团，或成卷曲的条片。外表绿褐色或暗灰绿色，先端尖或钝，边缘浅裂或羽状分裂，基部渐狭，下延成柄状，下表面主脉明显。花茎一至数条，每条顶生头状花序，总苞片多层，内面一层较长，花冠黄褐色或淡黄白色。有的可见多数具白色冠毛的长椭圆形瘦果。气微，味微苦。

【注意事项】大量可致缓泻。

泻下类

凡能攻积水、逐水、引起腹泻、滑润大肠、促进排便的药物，均称为泻下药。主要适用于大便秘结、胃肠积滞、实热内积及水饮停蓄等症。泻下药根据作用特点及适应证的不同，分为攻下药、润下药及峻下逐水药三类。

攻下药

大黄

【采集】秋末茎叶枯萎或次春发芽前采挖，除去细根，刮去外皮，切瓣或段，用绳穿成串干燥或直接干燥。

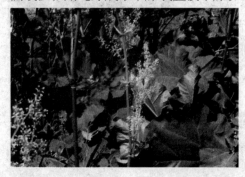

【药材性状】呈类圆柱形、圆锥形、卵圆形或不规则块状，长 3 ~ 17 厘米。外皮已除去或有少量残留，除尽外皮者表面黄棕色或红棕色，有的可见到类白色菱形的网状纹理，俗称锦纹，有时可见菊花

状螺旋形星点，一端常有绳孔及粗皱纹。质地坚硬，横断面淡红棕色或黄棕色，显颗粒性（习称高粱碴），微有油性，近外围有时可见暗色形成层及半径放射向的橘红色射线，髓部中有紫褐色星点，紧密排列成圈环状，并有黄色至棕红色的弯曲线纹，亦称锦纹。气特殊，味苦而微涩，嚼之黏牙，有沙粒感。

润下药

火麻仁

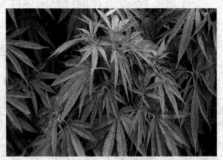

【采集】秋冬果实成熟时，割取全株，晒干，打下果实，除去杂质。

【药材性状】干燥果实呈扁卵圆形，长 4 ~ 5 毫米，直径 3 ~ 4 毫米，表面光滑，灰绿色或灰黄色，有微细的白色、棕色或黑色花纹，两侧各有 1 条浅色棱线。一端钝尖，另端有一果柄脱落的圆形凹点。外果皮菲薄，内果皮坚脆。绿色种皮常黏附在内果皮上，不易分离。气微、味淡，嚼后稍有麻舌感。

【注意事项】多食损血脉、滑精气，妇人多食发带疾。便汤、阳痿、遗精、带下、肠滑者尤忌。

郁李仁

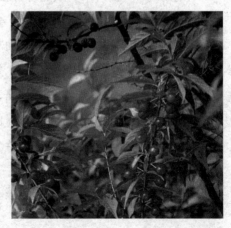

【采集】当果实呈鲜红色后采收。将果实堆放在阴湿处，待果肉腐烂后，取其果核，稍晒干，将果核压碎去壳，即得种仁。

【药材性状】小李仁：呈卵形，长 5 ~ 8 毫米，直径 3 ~ 5 毫米。表面黄白色或浅棕色，一端尖，另端钝圆。尖端一侧有线形种脐，圆端中央有深色合点,自合点处向上具多条纵向维管束脉纹。种皮薄,子叶2片,乳白色,富油性。气微,味微苦。大李仁:长6~10毫米,直径5~7毫米,表面黄棕色。

【注意事项】阴虚液亏及孕妇慎服。

峻下逐水药

甘遂

【采集】春季开花前或秋末茎叶枯萎后采挖,洗净外皮,晒干,醋炙后用。

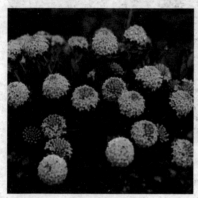

【药材性状】呈椭圆形、长圆柱形或连珠状,长1~5厘米,直径0.5~2.5厘米。表面类白色或黄白色,凹陷处有棕色外皮残留。质脆,易折断,断面粉性,白色,木部微显放射状纹理;长圆柱状者纤维性较强。气微,味微甘而辣。

【注意事项】气虚、阴伤、脾胃衰弱者及孕妇忌服。有效成分不溶于水,多入丸散剂。反甘草。

牵牛子

【采集】8~10月果实成熟时将藤割下,打出种子,除去果壳杂质,晒干。

【药材性状】本品似橘瓣状,长4~8毫米,宽3~5毫米,略具3棱。

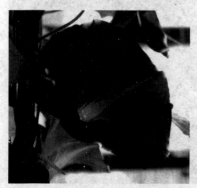

表面灰黑色(黑丑)或淡黄白色(白丑)。背面1条浅纵沟,腹面棱线的下端有一点状种脐,微凹,质硬,横切面可见淡黄色或黄绿色皱缩折叠的子叶,微显油性。无臭,味辛、苦,有麻舌感。

【注意事项】孕妇禁服,体质虚弱者慎服。不宜多服、久服。

第二篇　最实用的中草药（中）

化湿、祛风湿类

　　凡气味芳香，性偏温燥，具有化湿运脾作用的药物称为化湿药。代表药物有藿香、佩兰、草豆蔻等。

　　祛风湿药指以祛除风寒湿邪、治疗风湿痹症为主的中药，多属苦温辛，所以有祛风、散寒、除湿的功效。代表药物有雷公藤、秦艽等。

化湿药

藿香

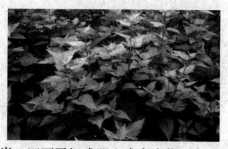

　　【采集】夏秋二季枝叶茂盛时或花初开时采割，阴干；趁鲜切段阴干。

　　【药材性状】地上部分长 30 ~ 90 厘米，常对折或切断扎成束。茎方柱形，多分枝，直径 0.2 ~ 1 厘米，四角有棱脊，四面平坦或凹入成宽沟状；表面暗绿色，有纵皱纹，稀有毛茸；节明显，常有叶柄脱落的瘢痕，节间长 3 ~ 10 厘米；老茎坚硬、质脆，易折断，断面白色，髓部中空，叶对生，叶片深绿色，多皱缩或破碎，完整者展平后呈卵形，长 2 ~ 8 厘米，宽 1 ~ 6 厘米，先端尖或短渐尖，基部圆形或心形，边缘有钝锯齿，上表面深绿色，下表面浅绿色，两面微具毛茸。茎顶端有时有穗状轮伞花序，呈土棕色。气芳香，味淡而微凉。

　　【注意事项】不宜久煎。阴虚火旺者禁服。

佩兰

【采集】夏秋二季分两次采割，除去杂质，晒干。

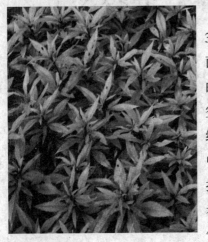

【药材性状】茎呈圆柱形，长30～100厘米，直径0.2～0.5厘米；表面黄棕色或黄绿色，有的带紫色，有明显的节及纵棱线；质脆，断面髓部白色或中空。叶对生，有柄，叶片多皱缩、破碎，绿褐色；完整叶片3裂或不分裂，分裂者中间裂片较大，展平后呈披针形或长圆状披针形，基部狭窄，边缘有锯齿；不分裂者展平后呈卵圆形、卵状披针形或椭圆形。气芳香，味微苦。

【注意事项】阴虚血燥、气虚者慎服。

祛风湿清热药

雷公藤

【采集】栽培3～4年便可采收，秋季挖取根部，晒干或去皮晒干。

【药材性状】根圆柱形，扭曲，常具茎残基，直径0.5～3厘米，商品常切成长短不一的段块。表面土黄色至黄棕色，粗糙，具细密纵向沟纹及环状或半环状裂隙；栓皮层常脱落，脱落处显橙黄色。皮部易剥离，露出黄白色的木部。质坚硬，折断时有粉尘飞扬，断面纤维性；横切面木栓层橙黄色，显层状；韧皮部红棕色；木部黄白色，密布针眼状孔洞，射线较明显。根茎多平直，有白色或浅红色髓部。气微、特异，味苦微辛。有大毒。

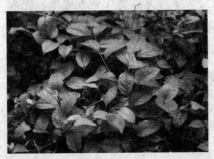

【注意事项】心、肝、肾器质性病变者，白细胞减少者慎服；孕妇禁服。

秦艽

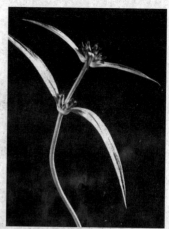

【采集】播种后 3 ~ 5 年采收。秋季采挖质量较好。挖出后晒至柔软时，堆成堆，使其自然发热，至根内部变成肉红色时，晒干；也可在挖根后，直接晒干。达乌里秦艽挖根后，搓去黑皮，晒干。

【药材性状】根呈类圆柱形，上粗下细，扭曲不直，长 10 ~ 30 厘米，直径 1 ~ 3 厘米，表面黄棕色或灰黄色，有纵向或扭曲的纵皱纹，顶端有残存茎基及纤维状叶鞘。质硬而脆，易折断，断面略显油性，皮部黄色或棕黄色，木部黄色。气特异，味苦、微涩。

【注意事项】久痛虚羸、溲多、便溏者慎服。

祛风湿强筋骨药

五加皮

【采集】栽后 3 ~ 4 年，于 10 月采收，挖取根部，刮皮，抽去木心，晒干或炕干。

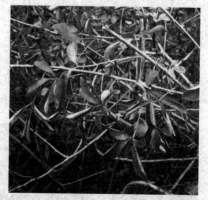

【药材性状】根皮呈不规则卷筒状，长 5 ~ 15 厘米，直径 0.4 ~ 1.4 厘米，厚约 2 厘米。外表面灰褐色，有不规则纵皱纹及横长皮孔；内表面黄白色或灰黄色，有细纵纹。体轻，质脆，断面不整齐，灰白色。气微香，味微辣而苦。

【注意事项】阴虚火旺者慎服。

桑寄生

【采集】冬季至次年春季采割，除去粗茎，切段干燥，或蒸后干燥。

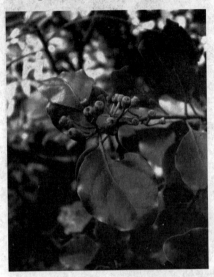

【药材性状】茎枝呈圆柱形，长3～4厘米，直径0.2～1厘米；表面红褐色或灰褐色，具细纵纹，并有多数细小凸起的棕色皮孔，嫩枝有的可见棕褐色茸毛；质坚硬，断面不整齐，皮部红棕色，木部色较浅。叶多卷曲，具短柄；叶片展平后呈卵形或椭圆形，长3～8厘米，宽2～5厘米；表面黄褐色，幼叶被细茸毛，先端钝圆，基部圆形或宽楔形，全缘；革质。花、果常脱落；花蕾管状，稍弯，顶部卵圆形，被锈色绒毛；浆果长圆形，红褐色，密生小瘤体。无臭，味涩。

【注意事项】孕妇慎用。

祛风湿散寒药

川乌头

【采集】6月下旬至8月上旬采挖，除去地上部分茎叶，摘下子根（附子），取母根（川乌头），晒干。

【药材性状】川乌头母根为不规则圆锥形，稍弯曲，顶端常有残茎，中部多向一侧膨大，长2～7.5厘米，直径1.2～2.5厘米。表面棕褐色或

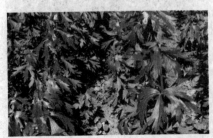

灰棕色，皱缩，有小瘤状侧根及子根痕。质坚实，断面类白色或浅灰黄色，形成层环多角形。气微，味辛辣，麻舌。

【注意事项】阴虚阳盛、热证疼痛者及孕妇禁服。反半夏、栝楼、天花粉、

川贝母、浙贝母、白蔹、白及。酒浸、酒煎服易致中毒，应慎服。

徐长卿

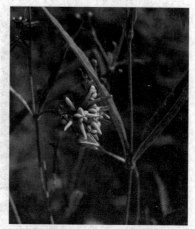

【采集】7～10月采挖根及根茎，洗净晒干；全草晒至半干，扎把阴干。

【药材性状】根茎不规则柱状，有盘节，长0.5～3.5厘米，直径2～4毫米。有的顶端附圆柱形残茎，长1～2厘米，断面中空；根簇生于根茎节处，圆柱形，细长而弯曲，长10～16厘米，直径1～1.5毫米。表面淡黄棕色至淡棕色，具微细的纵皱纹，并有纤细须根。质脆，易折断，断面粉性，皮部类白色或黄白色，形成层环淡棕色，木部细小。气香，味微辛、凉。全草带有根部，茎单一或少有分枝，长20～60厘米，直径1～2毫米；表面淡黄绿色，基部略带淡紫色，具细纵纹，或被毛；质稍脆，折断面纤维性。叶对生，叶片扭曲，易破碎，完整者长披针形，表面淡黄绿色，具短柄或几无柄。

【注意事项】孕妇慎服。

利水渗湿类

凡能通利水道、渗汇水湿，以治疗水湿内停病症为主要作用的药物，称为利水渗湿药。本类药物味多甘淡，淡能渗泄，具有利水消肿、利尿通淋、利湿退黄等功效。主要用于水肿、小便不利、淋证、黄疸、湿疮、湿疹、泄泻、带下、湿温、湿痹等水湿内停所致的各种病症。

利尿祛湿药

薏苡仁

【采集】9～10月茎叶枯黄，果实呈褐色，大部分成熟（约85%

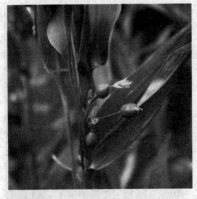

成熟）时，割下植株，集中立放 3 ~ 4 天后脱粒，筛去茎叶杂物，晒干或烤干，用脱壳机械脱去总苞和种皮，即得薏苡仁。

【药材性状】种仁宽卵形或长椭圆形，长 4 ~ 8 毫米，宽 3 ~ 6 毫米。表面乳白色，光滑，偶有残存的黄褐色种皮。一端钝圆，另端较宽而微凹，有一淡棕色点状种脐。背面圆凸，腹面有 1 条较宽而深的纵沟。质坚实，断面白色，粉质。气微，味微甜。

【注意事项】脾虚无湿、大便燥结者及孕妇慎服。

赤小豆

【采集】8 ~ 9 月荚果成熟而未开裂时拔取全株，晒干并打下种子，再晒干。

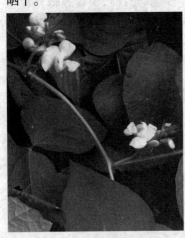

【药材性状】干燥种子略呈圆柱形而稍扁，长 5 ~ 7 毫米，直径约 3 毫米，种皮赤褐色或紫褐色，平滑，微有光泽，种脐线形，白色，约为全长的 2/3，中间凹陷成一纵沟，偏向一端，背面有一条不明显的棱脊。质坚硬，不易破碎，除去种皮，可见两瓣乳白色豆仁。气微，嚼之有豆腥味。

【注意事项】阴虚津伤者慎用，过剂可渗利伤津。

通草

【采集】9 ~ 11 月选择生长 3 年以上的植株，割取地上茎，切段，捅出髓心，理直，晒干。

【药材性状】茎髓呈圆柱形，长 20 ~ 40 厘米，直径 1 ~ 2.5 厘米。表面白色或淡黄色，有浅纵沟纹。体轻，质松软，稍有弹性，易折断，断面平坦，显银白色光泽，中央有直径0.3 ～ 1.5厘米的空心或半透明的薄膜，纵剖面呈梯状排列，实心者(仅在细小茎髓中的某小段)少见。无臭，无味。

【注意事项】气阴两虚、内无湿热者及孕妇慎服。

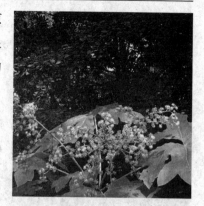

海金沙

【采集】9 ～ 10月孢子未脱落时采割藤叶，晒干，搓揉或打下孢子，筛去藤叶。

【药材性状】孢子粉状，棕黄色或黄褐色。体轻，手捻有光滑感，置手中易由指缝滑落。撒入水中浮于水面，加热后则逐渐下沉；燃烧时发出轻微爆鸣及明亮的火焰，无灰渣残留。气微，味淡。

【注意事项】肾阴亏虚者慎服。

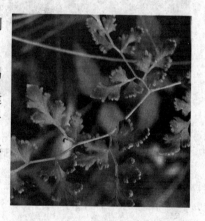

灯心草

【采集】9 ～ 10月采割下茎秆，顺茎划开皮部，剥出髓心，捆把晒干。8 ～ 10月采割全草，晒干。

【药材性状】本品呈细圆柱形，长达90厘米，直径1 ～ 3毫米，表面白色或淡黄白色。置放大镜下观察，有隆起的细纵纹及海绵样的细小孔隙，微有光泽。质轻柔软，有弹性，易拉断，断面不平坦，白色。无臭无味。

【注意事项】下焦虚寒、小便失禁者禁服。

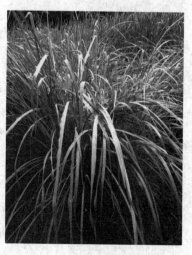

利湿退黄药

茵陈

【采集】栽后第 2 年 3 ～ 4 月可采收嫩梢，连续收获 3 ～ 4 年。

【药材性状】多卷曲成团状，灰白色或灰绿色，全体密被白色茸毛，

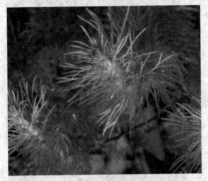

绵软如绒。茎细小，气清香，味微苦。茎呈圆柱形，多分枝，表面淡紫色或紫色，有纵条纹，被短柔毛；体轻，质脆，气芳香，味微苦。

【注意事项】因脾虚血亏而致的虚黄、萎黄者一般不宜使用。蓄血发黄者禁用。

垂盆草

【采集】16 ～ 9 月采收，晒干。

【药材性状】干燥全草稍卷缩。根细短，茎纤细，长可达 20 厘米以上，部分节上可见纤细的不定根。3 叶轮生，叶片倒披针形至矩圆形，绿色，肉质，长 1.5 ～ 2.8 厘米，宽 0.3 ～ 0.7 厘米，先端近急尖，基部急狭，有距。气微，味微苦。

【注意事项】脾胃虚寒者慎服。

溪黄草

【采集】每年可采收 2 ～ 3 次，第一次约在栽后 3 个月收割，第二次在第一次收割后约 75 天进行，第三次在冬前收割，割后晒干即可。

【药材性状】茎枝方柱形，密被倒向微柔毛。叶对生，常破碎，完整叶多皱缩，展开后呈卵形或卵状披针形，长 4 ～ 12 厘米，两面沿脉被微柔毛，叶柄长 1 ～ 1.5 厘米。聚伞花序具梗，由 5 至多数花组成顶生圆锥花序；苞片及小苞片狭卵形至条形，密被柔毛；花萼钟状长约 1.5 毫米，

外面密被灰白色柔毛并夹有腺点，萼齿三角形，近等大，与萼筒等长；花冠紫色，长约5.5毫米，花冠筒近基部上面浅囊状，上唇4等裂，下唇舟形；雄蕊及花柱不伸出于花冠。

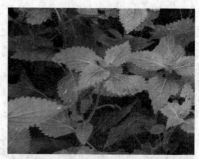

【注意事项】脾胃虚寒者慎服。

虎杖

【采集】4～9月均可采收，鲜用或晒干。

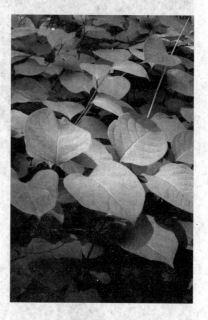

【药材性状】根的形状不一，多数呈圆锥形弯曲，或块状，长1～7厘米，直径0.6～1.5厘米，外表棕褐色，有明显的纵皱纹、紫色斑块及散在的须根疤痕；质坚硬不易折断，断面棕红色，纤维性，木质部占根的大部分，呈菊花状放射形纹理。根茎圆柱形，节明显，通常着生卷曲的须根，折断面中央有空隙，根茎顶部有残存的茎基。气微，味微苦、涩。

【注意事项】孕妇禁服。

止血类

　　凡能制止体内外出血，治疗各种出血病症为主的药物，称为止血药。本类药药性有寒、温、散、敛之异，功效有凉血止血、温津止血、化瘀止血、收敛止血之别。凉血止血药如大蓟、小蓟、侧柏叶、槐花等；化瘀止血如茜草、蒲黄等，收敛止血如白及等，温经止血如艾叶等。

化瘀止血药

茜草

【采集】栽后 2 ~ 3 年，于 11 月挖取根部，晒干。

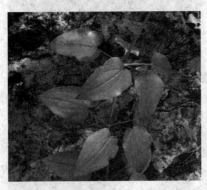

【药材性状】本品根茎呈结节状，丛生粗细不等的根。根呈圆柱形，略弯曲，长 10 ~ 25 厘米，直径 0.2 ~ 1 厘米；表面红棕色或暗棕色，具细纵皱纹及少数细根痕；皮部脱落处呈黄红色。质脆，易折断，断面平坦，皮部狭，紫红色，木部宽广，浅黄红色，导管孔多数。无臭，味微苦，久嚼刺舌。

【注意事项】脾胃虚寒及无淤滞者慎服。

蒲黄

【采集】栽后第二年开花增多，产量增加即可开始收获。6 ~ 7 月为花期，待雄花花粉成熟，选择晴天，用手把雄花勒下，晒干搓碎，用细筛筛去杂质即成。

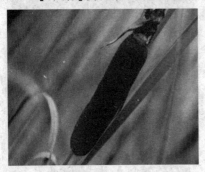

【药材性状】本品为黄色粉末。体轻，放水中则飘浮水面。手捻有滑腻感，易附于着手指上。气微，味淡。

【注意事项】孕妇慎服。

温经止血药

艾叶

【采集】培育当年 9 月、第二年 6 月花未开时割取地上部分，摘取叶片嫩梢，晒干。

【药材性状】叶多皱缩、破碎，有短柄。完整叶片展平后呈卵状椭圆形，羽状深裂，裂片椭圆状披针形，边缘有不规则粗锯齿；上表面灰绿色或深黄绿色，有稀疏的柔毛及腺点；下表面密生灰白色绒毛。质柔软。气清香，味苦。

【注意事项】阴虚血热者慎服。

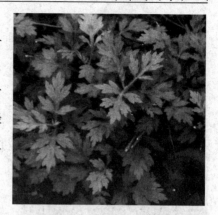

炮姜

【采集】以干姜砂烫至鼓起、表面呈棕褐色，或炒炭至外色黑、内呈棕褐色时入药。

【药材性状】本品为不规则膨胀的块状，具指状分枝。表面棕黑色或棕褐色。质轻泡，断面边缘处显棕黑色，中心棕黄色，细颗粒性，维管束散在。气香特异，味微辛、辣。

【注意事项】孕妇及阴虚有热者禁服。

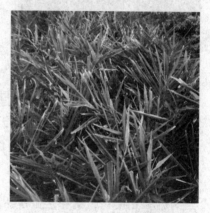

凉血止血药

槐花

【采集】夏季花蕾形成时采收，及时干燥。

【药材性状】开放的花朵均称"槐花"，花蕾习称"槐米"。槐花：本品皱缩而卷曲，花瓣多散落。体轻，无臭，味微苦。槐米：呈卵形或椭圆形，长 2 ~ 6 毫米，直径约 2

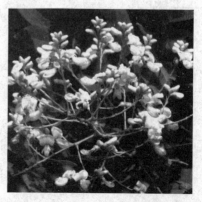

毫米。花萼下部有数条纵纹。萼的上方为黄白色未开放的花瓣。花梗细小，体轻，手捻即碎。无臭，味微苦涩。

【注意事项】脾胃虚寒及阴虚发热而无实火者慎服。

白茅根

【采集】春秋季采挖，除去地上部分和鳞片状的叶鞘，鲜用或扎把晒干。

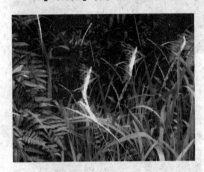

【药材性状】根茎呈长圆柱形，长 30～60 厘米，直径 0.2～0.4 厘米。表面黄白色或淡黄色，微有光泽，具纵皱纹，节明显，稍突起，节间长短不等，通常长 1.5～3 厘米。体轻，质略脆，断面皮部白色，多有裂隙，放射状排列，中柱淡黄色，易与皮部剥离。无臭，味微甜。

【注意事项】虚寒出血、呕吐、溲多不渴者禁服。

活血化瘀类

凡能通畅血行、消散瘀血，以治疗瘀血证为主要作用的药物，称为活血化瘀药，又称活血祛淤药，简称活血药或化瘀药。本类药物味多辛、苦，辛能行散、苦能疏泄，主归肝、心二经，入血分。善走散行通，而有活血化瘀之功，并通过活血化瘀而达到止痛、调经、疗伤、消癥等作用。根据其作用强弱之不同，有活血行血、活血化瘀及破血逐淤之分。

活血止痛类

郁金

【采集】在栽种当年 12 月中下旬，茎叶逐渐枯萎，选晴天干燥时，将地上叶苗割去，挖出地下部分，摘下块根，蒸或煮约 15 分钟，晒干或烘干，去须根即成。

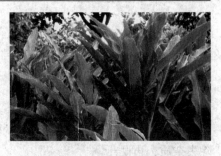

【药材性状】黄郁金：为植物姜黄的干燥块根，呈卵圆形或长卵圆形，两端稍尖，中部微满，长 2 ~ 4 厘米，中部直径 1 ~ 2 厘米。表面灰黄色或淡棕色，有灰白色细皱纹及凹下的小点，一端显折断的痕迹，呈鲜黄色，另一端稍尖。质坚实，横断面平坦光亮，呈角质状，杏黄色或橙黄色，中部有一颜色较浅的圆心。黑郁金：为植物郁金的干燥块根。长纺锤形，稍扁，多弯曲，两端钝尖，有折断痕而呈灰黑色，长 3 ~ 6 厘米，中部直径 1 ~ 1.5 厘米。表面灰褐色，外皮皱缩或有细皱纹。横断面暗灰色发亮，中部有 1 条颜色较浅的环纹，中心扁圆形。

【注意事项】阴虚失血者及无气滞血淤者禁服。孕妇慎服。

姜黄

【采集】12 月下旬挖出地下部分，去掉泥土和茎秆，选出种根，摘下块根作黄郁金。将根茎水洗，放入开水中焯熟，烘干，撞去粗皮，即得干姜黄。也可将根茎切成 0.7 厘米厚的薄片，晒干。

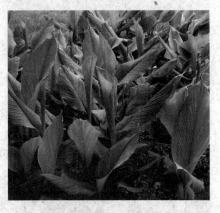

【药材性状】根茎呈不规则卵圆形、圆柱形或纺锤形，常弯曲，有的具短叉状分枝，长 2 ~ 5 厘米，直径 1 ~ 3 厘米。表面深黄色，粗糙，有皱缩纹理和明显环节，并有圆形分枝痕及须根痕。质坚实，不易折断，断面棕黄色至金黄色，角质样，有蜡样光泽，内皮层环纹明显，维管束呈点状散在。气香特异，味苦、辛。

【注意事项】血虚无气滞血淤者及孕妇慎服。

活血调经药

王不留行

【采集】夏季果实成熟、果皮尚未开裂时采割植株，晒干，打下种子，除去杂质，再晒干。

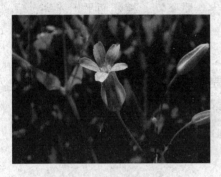

【药材性状】本品呈球形，直径约2毫米。表面黑色，少数红棕色，略有光泽，有细密颗粒状突起，一侧有1凹陷的纵沟。质硬。胚乳白色，胚弯曲成环，子叶2个。无臭，味微涩苦。

【注意事项】孕妇慎用。

丹参

【采集】春栽春播于当年采收；秋栽秋播于第二年10～11月地上部枯萎或翌年春季萌发前将全株挖出，除去残茎叶，摊晒，使根软化，抖去泥沙（忌用水洗），晒至五六成干。把根捏拢，再晒至八九成干，最后捏1次，把须根全部捏断晒干。

【药材性状】本品根茎短粗，顶端有时残留茎基。根数条，长圆柱形，有的分枝并具须状细根，长10～20厘米，直径0.3～1厘米。

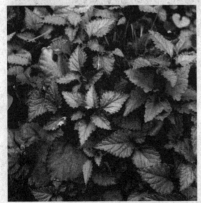

表面棕红色或暗棕红色，粗糙，具纵皱纹。外皮疏松，多显紫棕色，常呈鳞片状剥落。质硬而脆，断面疏松，有裂隙或略平整而致密，皮部棕红色，木部灰黄色或紫褐色，导管束黄白色，呈放射状排列。气微，味微苦涩。

【注意事项】妇女月经过多及无瘀血者禁服。孕妇慎服。反藜芦。

红花

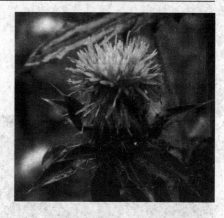

【采集】5月底至6月中下旬盛花期，分批采摘。选晴天，每日早晨6～8时，待管状花充分展开呈金黄色时采摘，过迟则管状花发蔫并呈红黑色，收获困难，质量差，产量低。采回后放在白纸上在阳光下干燥，或在阴凉通风处阴干，或用40～60℃的低温烘干。

【药材性状】为不带子房的筒状花，长1～2厘米。表面红黄色或红色。花冠筒细长，先端5裂，裂片呈狭条形，长5～8毫米；雄蕊5，花药聚合成筒状，黄白色；柱头长圆柱形，顶端微分叉。质柔软。气微香，味微苦。

【注意事项】孕妇及月经过多者禁服。

益母草

【采集】在每株开花2/3时收获，选晴天齐地割下，应即摊放，晒干后打成捆。

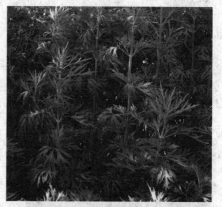

【药材性状】鲜益母草：幼苗期无茎，基生叶圆心形，边缘5～9浅裂，每裂片有2～3钝齿。花前期茎呈方柱形，上部多分枝，四面凹下成纵沟，长30～60厘米，直径0.2～0.5厘米；表面青绿色；质鲜嫩，断面中部有髓。叶交互对生，有柄；叶片青绿色，质鲜嫩，揉之有汁；下部茎生叶掌状3裂，上部叶羽状深裂或浅裂成3片，裂片全缘或具少数锯齿。气微，味微苦。干益母草：茎表面灰绿色或黄绿色；体轻，质韧，断面中部有髓。叶片灰绿色，多皱缩、破碎，易脱落。轮伞状花序腋生，小花淡紫色，花冠二唇形，花萼宿存，筒状，黄绿色，萼内有小坚果4。切段者长约2厘米。

【注意事项】阴虚血少、月经过多、瞳仁散大者均禁服。

活血疗伤药

苏木

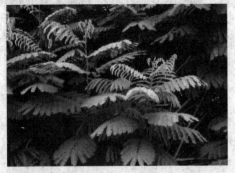

【采集】全年可采。除去外皮及边材，取心材，晒干。

【药材性状】本品呈长圆柱形或对剖半圆柱形，长 10 ~ 100 厘米，直径 3 ~ 12 厘米。表面黄红色至棕红色，具刀削痕，常见纵向裂缝。横断面略具光泽，年轮明显，有的可见暗棕色、质松、带亮星的髓部。质坚硬。无臭，味微涩。

【注意事项】血虚无淤者不宜服。孕妇忌服。

骨碎补

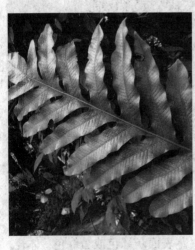

【采集】全年可采挖，除去泥沙，干燥或再燎去茸毛。

【药材性状】本品呈扁平长条状，多弯曲，有分枝，长 5 ~ 15 厘米，宽 1 ~ 1.5 厘米，厚 0.2 ~ 0.5 厘米。表面密被深棕色至暗棕色的小鳞片，柔软如毛，经火燎者呈棕褐色或暗褐色，两侧及上表面均具凸起或凹下的圆形叶痕，少数有叶柄残基及须根残留。体轻，质脆，易折断，断面红棕色，维管束呈黄色点状，排列成环。无臭，味淡，微涩。

【注意事项】阴虚及无瘀血者慎服。

化痰止咳平喘类

　　止咳化痰平喘是以祛痰、消痰，制止或减轻咳嗽、气喘为主要作用的药物。按照其药性不同，可分为温化寒痰药、清化寒痰药、止咳平喘药三大类。其中温化寒痰药主要用于寒痰、湿痰范肺所引起的咳喘痰多，代表药材有半夏；清化热痰药主要用于热痰壅肺所致的咳喘痰多，代表药材有川贝母；止咳平喘主要用于各种原因引起的咳喘症，代表药材有苦杏仁。

温化寒痰药

天南星

　　【采集】秋冬二季茎叶枯萎时采挖，除去须根及外皮，干燥。

　　【药材性状】干燥的块茎，呈扁圆形块状。直径2～7厘米，厚1～2厘米。表面乳白色或棕色，皱缩或较光滑，茎基处有凹入痕迹，周围有麻点状须根痕。

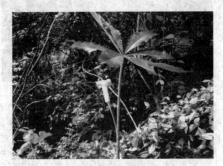

质坚硬，不易破碎，断面不平坦，色白，粉性。微有辛气，味辣而麻。

　　【注意事项】阴虚燥痰者及孕妇忌用。

半夏

　　【采集】夏秋季采挖，洗净，除去外皮及须根，晒干。

　　【药材性状】干燥块茎呈圆球形、半圆球形或斜状，直径0.8～2厘米。表面白色，未去净的外皮呈黄色斑点。上端多圆平，中心有凹陷的黄棕色的茎痕，周围密布棕

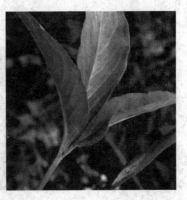

色凹点状须根痕，下面钝圆而光滑。质坚实，致密。纵切面呈肾脏形，洁白，粉性充足；质老或干燥过程不适宜者呈灰白色或显黄色纹。粉末嗅之呛鼻，味辛辣，嚼之发黏，麻舌而刺喉。

【注意事项】阴虚燥咳、血证、燥痰者应慎用。忌与含草乌、川乌、附子制品同服。生用外治痈肿痰咳。

清化热痰药

桔梗

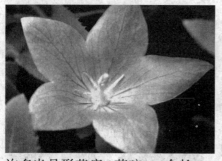

【采集】春秋两季采收，而以秋采者质量较佳。挖取后去净苗叶，洗净泥土，浸水中，刮去外皮，晒干。

【药材性状】干燥根呈长纺锤形或长圆柱形。下部渐细，有时分歧稍弯曲，顶端具根茎（芦头），上面有许多半月形茎痕（芦碗）。全长6～30厘米，直径0.5～2厘米。表面白色或淡棕色，皱缩，上部有横纹，通体有纵沟，下部尤多，并有类白色或淡棕色的皮孔样根痕，横向略延长。质坚脆，易折断，断面类白色至类棕色，略带颗粒状，有放射状裂隙，皮部较窄，形成层显著，淡棕色，木部类白色，中央无髓。气无，味微甘而后苦。以粗细均匀，坚实、洁白、味苦者佳。

【注意事项】阴虚久嗽、气逆及咳血者忌服。

川贝母

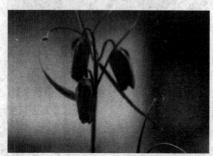

【采集】夏秋季或积雪融化时采挖，除去须根、粗皮及泥沙，晒干或低温干燥。

【药材性状】呈类圆锥形或近球形，表面类白色。外层鳞叶2瓣，大小悬殊，大瓣紧抱小瓣，未抱部分呈新月形，习称"怀中抱月"；顶部闭合，内有类圆柱形、顶端稍尖的心芽和小鳞叶 1 ～ 2 枚；先端钝圆或稍尖，底部平，微凹入，中心有 1 灰褐色的鳞茎盘，偶有残存须根。质硬而脆，断面白色，富粉性。气微，味微苦。

【注意事项】脾胃虚寒及有湿痰者不宜。

浙贝母

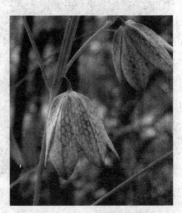

【采集】初夏植株枯萎时采挖，洗净。

【药材性状】为鳞茎外层的单瓣鳞片。一面凸出，一面凹入，呈元宝状，瓣长 1.7 ～ 4 厘米，厚 7 ～ 17 毫米。表面白色，或带淡黄色，被有白色粉末，质硬而脆，易折断，断面不齐，白色或淡黄色，富粉性。气微劈，味苦。

【注意事项】不能与草乌、川乌、附子同用。

竹茹

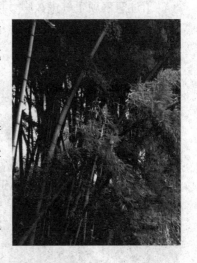

【采集】全年均可采集，取新鲜茎，除去外皮，将稍带绿色的中间层刮成丝条，或削成薄片，捆扎成束，阴干。前者称"散竹茹"，后者称"齐竹茹"。

【药材性状】本品为不规则的丝条，卷曲成团或长条形薄片。宽窄厚薄不等，浅绿色或黄绿色。体轻松，质柔韧，有弹性。气微，味淡。

【注意事项】寒痰咳喘、胃寒呕逆及脾虚泄泻者禁服。

止咳平喘药

苏子

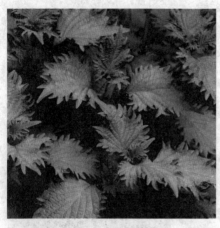

【采集】秋季果实成熟时割取全株或果穗，打下果实，除去杂质，晒干。

【药材性状】干燥的果实呈卵圆形或圆球形，长径 0.6 ~ 3 毫米，短径 0.5 ~ 2.5 毫米。野生者粒小，栽培者粒大。表面灰褐色至暗棕色或黄棕色，有隆起的网状花纹，较尖的一端有果柄痕迹。果皮薄，硬而脆，易压碎。种仁黄白色，富油质。气清香，味微辛。以颗粒饱满、均匀、灰棕色、无杂质者为佳。

【注意事项】气虚久嗽、阴虚喘逆、脾虚便滑者皆不可用。

苦杏仁

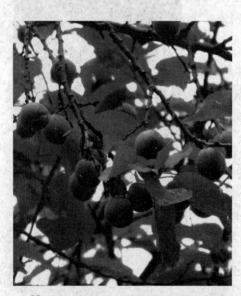

【采集】夏季采收成熟果实，除去果肉及核壳，取种子晒干。

【药材性状】种子呈扁心脏形，长 1 ~ 1.9 厘米，宽 0.8 ~ 1.5 厘米，厚 0.5 ~ 0.8 厘米。外皮黄棕色至棕色。顶端略尖，底部钝圆而厚，左右不对称。尖端稍下方的一侧边缘有线形种脐，基部中央有一圆形合点，由合点处向上密部纵行不规则的皱纹。种皮薄，除去种皮后可见子叶两片，乳白色，富油性。无臭，味苦。

【注意事项】阴虚咳嗽及大便溏泄者忌服。

枇杷叶

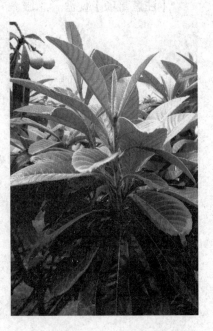

【采集】全年均可采收，晒至七八成干时，扎成小把，再晒干。

【药材性状】叶片长椭圆形，长12～30厘米，宽3～9厘米。上表面淡棕绿色、黄绿色或红棕色，有光泽。下表面灰绿色或棕黄色，密布灰棕色绒毛。叶脉呈羽毛状，两侧斜生，中间主脉呈棕黄或棕红色，显著凸起。叶先端渐尖，周边有疏锯齿。叶柄极短，被黄棕色或棕黑色绒毛。叶厚革质，质脆易碎。微有清香气，味微苦。

【注意事项】胃寒呕吐及肺感风寒咳嗽者忌食。

罗汉果

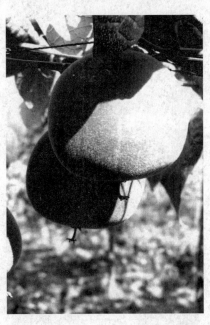

【采集】秋季果实由嫩绿变深绿色时采收，晾数天后，低温干燥。

【药材性状】本品呈卵形、椭圆形或球形。表面褐色、黄褐色或绿褐色，有深色斑块及黄色柔毛，有的有6～11条纵纹。顶端有花柱残痕，基部有果梗痕。体轻，质脆，果皮薄，易破。果瓤（中、内果皮）海绵状，浅棕色。种子扁圆形，多数，长约1.5厘米，宽约 1.2 厘米，浅红色至棕红色，两面中间微凹陷，四周有放射状沟纹，边缘有槽。气微，味甜。

【**注意事项**】便溏者忌服。

第三篇 最实用的中草药（下）

补虚类

以补充人体精微物质、增强功能，从而提高人体抗病能力、消除虚弱证候为主要功效的药物，称为补虚药。所谓虚证，不外乎气虚、血虚、阴虚、阳虚四种，与之相对应，补虚药则分为补气、补血、补阴、补阳四类。补气药是主要用来治疗气虚证的药物；补阳药是主要用来治疗阳虚证的药物；补血药是主要用来治疗血虚证的药物；补阴药是主要用来治疗阴虚证的药物。

补气药

人参

【采集】5～9月间采挖。拨松泥土，将根及须根细心拔出，防止折断，去净泥土、茎叶。

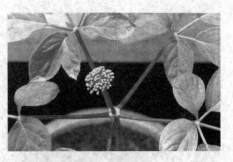

【药材性状】主根（参体）呈圆柱形，表面淡黄色，上部有断续的横纹。根茎（芦头）长2～6厘米，直径0.5～1.6厘米，有稀疏的碗状茎痕（芦碗）及一至数条不定根。支根2～6条，末端多分枝，有许多细长的须状根。断面平坦，透明角质状。气香，味苦。

【注意事项】实证、热证患者忌服。

党参

【采集】秋季采挖，洗净，晒干。

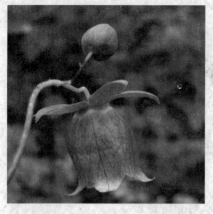

【药材性状】党参：呈长圆柱形，稍弯曲。表面黄棕色至灰棕色，根头部有多数疣状凸起的茎痕及芽，每个茎痕的顶端呈凹下的圆点状；根头下有致密的环状横纹，向下渐稀疏，有的达全长的一半，栽培品环状横纹少或无；全体有纵皱纹及散在的横长皮孔，支根断落处常有黑褐色胶状物。质稍硬或略带韧性，断面稍平坦，有裂隙或放射状纹理，皮部淡黄白色至淡棕色，木部淡黄色。有特殊香气，味微甜。素花党参：表面黄白色至灰黄色，根头下致密的的环状横纹常达全长的一半以上。断面裂隙较多，皮部灰白色至淡棕色，木部淡黄色。川党参：表面灰黄色至黄棕色，有明显不规则的纵沟。质较软而结实，断面裂隙较少，皮部黄白色，木部淡黄色。

【注意事项】不能与含藜芦制品同服。

太子参

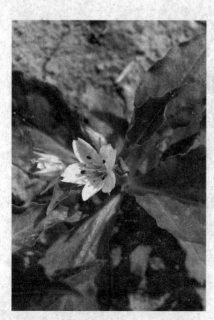

【采集】夏季茎叶大部分枯萎时采挖，洗净，除去须根，置沸水中略烫后晒干或直接晒干。

【药材性状】干燥块根呈细长条形或长纺锤形，长 2～6 厘米，直径 3～6 毫米。表面黄白色，半透明，有细皱纹及凹下的须根痕，根头钝圆，其上常有残存的茎痕，下端渐细如鼠尾。质脆易折断，断面黄白色而亮，直接晒干的断面为白色，有粉性。气微，味微甘。

【注意事项】痰阻湿滞者不宜用。

黄芪

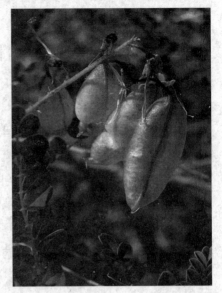

【采集】春秋季采挖，除去泥土、须根及根头，晒至六七成干，理直扎捆后晒干。

【药材性状】根圆柱形，有的有分枝，上端较粗，略扭曲，长 30 ~ 90 厘米，直径 0.7 ~ 3.5 厘米。表面淡棕黄色至淡棕褐色，有不规则纵皱纹及横长皮孔，栓皮易剥落而露出黄白色皮部，有的可见网状纤维束。质坚韧，断面强纤维性。气微，味微甜，有豆腥味。

【注意事项】内有积滞、疮疡者不宜用。

白术

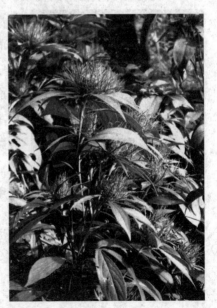

【采集】霜降至立冬期间采挖，除去茎叶和泥土，烘干或晒干，再除去须根即可。

【药材性状】本品为不规则的肥厚团块，长 3 ~ 13 厘米，直径 1.5 ~ 7 厘米。表面灰黄色或灰棕色，有瘤状凸起及断续的纵皱和沟纹，并有须根痕，顶端有残留茎基和芽痕。质坚硬不易折断，断面不平坦，黄白色至淡棕色，有棕黄色的点状油室散在；烘干者断面角质样，色较深或有裂隙。气清香，味甘、微辛，嚼之略带黏性。

【注意事项】阴虚燥渴、气滞胀闷者忌服。

大枣

【采集】秋季采摘成熟果实晒干或烘烤至皮软再晒干。

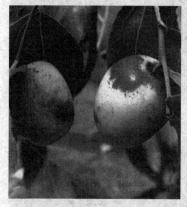

【药材性状】果实椭圆形或圆形，长2～3.5厘米，直径1.5～2.5厘米。表面暗红色，略带光泽，有不规则皱纹，基部凹陷，有短果梗；外果皮薄，中果皮棕黄色或淡褐色，肉质，柔软，富糖性而油润；果核纺锤形，两端锐尖，质坚硬。气微香，味甜。

【注意事项】凡有湿痰、积滞、齿病、虫病者，均不宜服。

甘草

【采集】春秋两季采挖，除去须根，晒干。

【药材性状】根呈圆柱形，长25～100厘米，直径0.6～3.5厘米。

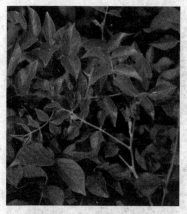

外皮松紧不一。表面红棕色或灰棕色，具显著的纵皱纹，沟纹，皮孔及稀疏的细根痕。质坚实，断面略显纤维性，黄白色，粉性，形成层环明显，射线放射状，有的有裂隙。根茎呈圆柱形，表面有芽痕，断面中部有髓。气微，味甜而特殊。

【注意事项】不宜与大戟、芫花、甘遂同用。实证中满腹胀忌服。

补阳药

菟丝子

【采集】秋季果实成熟时采收植株，晒干，打下种子，除去杂质。

【药材性状】本品呈类球形，直径1～1.5毫米。表面灰棕色或黄棕色，

具细密突起的小点，一端有微凹的线形
种脐。质坚实，不易以指甲压碎。气微，
味淡。

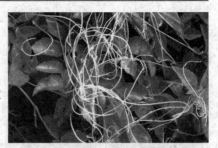

【注意事项】强阳不痿者忌之，大
便燥结者亦忌之。孕妇及血崩、阳强、
便结、肾脏有火、阴虚火动者禁用。

杜仲

【采集】为了保护资源，一般采用
局部剥皮法。在清明至夏至间，选取生
长 15 ~ 20 年的植株，按药材规格大小，
剥下树皮,刨去粗皮,晒干。置通风干燥处。

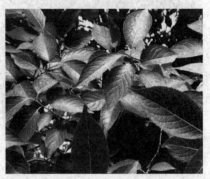

【药材性状】本品呈板片状或两边
稍向内卷，大小不一，厚 3 ~ 7 毫米。
外表面淡棕色或灰褐色，有明显的皱纹或
纵裂槽纹；有的树皮较薄，未去粗皮，可见明显的皮孔；内表面暗紫色，光滑。
质脆，易折断，断面有细密、银白色、富弹性的橡胶丝相连。气微，味稍苦。

【注意事项】阴虚火旺者慎服。

韭菜子

【采集】秋季果实成熟时采收，晒干，
搓出种子，除去杂质。

【药材性状】种子半圆形或卵圆形，
略扁，长 3 ~ 4 毫米，宽约 2 毫米。表
面黑色，一面凸起，粗糙，有细密的网
状皱纹；另一面微凹，皱纹不甚明显，
基部稍尖，有点状凸起的种脐。质硬。
气特异，味微辛。

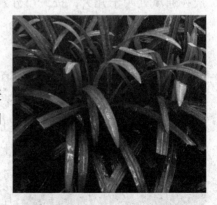

【注意事项】孕妇慎用。

补血药

白芍

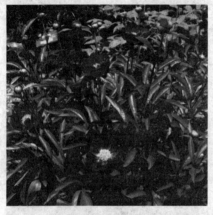

【采集】夏秋季采挖已栽植 3 ~ 4 年的芍药根，除去根茎及须根，洗净，刮去粗皮，入沸水中略煮，使芍根发软，捞出晒干。

【药材性状】干燥根呈圆柱形，粗细均匀而平直，长 10 ~ 20 厘米，直径 1 ~ 1.8 厘米。表面淡红棕色或粉白色，平坦，或有明显的纵皱及须根痕，栓皮未除尽处有棕褐色斑痕，偶见横向皮孔。质坚实而重，不易折断。断面灰白色或微带棕色，木部放射线呈菊花心状。味微苦而酸。

【注意事项】虚寒腹痛泄泻者慎服。

当归

【采集】一般须培育 3 年才可采收。秋末挖取根部，除净茎叶、泥土，放在通风处阴干几天，按大小分别扎成小把，用微火熏干令透即得。本品易霉败、虫蛀，必须贮存于干燥处。

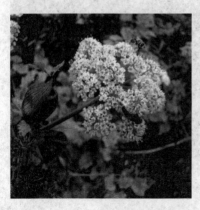

【药材性状】本品略呈圆柱形，下部有支根 3 ~ 5 条或更多，长 15 ~ 25 厘米。表面黄棕色至棕褐色，具纵皱纹及横长皮孔。根头 (归头) 直径 1.5 ~ 4 厘米，具环纹，上端圆钝，有紫色或黄绿色的茎及叶鞘的残基；主根 (归身) 表面凹凸不平；支根 (归尾) 直径 0.3 ~ 1 厘米，上粗下细，多扭曲，有少数须根痕。质柔韧，断面黄白色或淡黄棕色。皮部厚，有裂隙及多数棕色点状分泌腔；木部色较淡，形成层环黄棕色。有浓郁的香气。

【注意事项】湿阻中满及大便溏泄者慎服。

何首乌

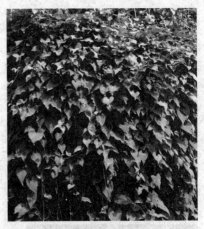

【采集】根：栽后3～4年春秋采挖，洗净，切去两端，大者对半剖开，或切厚片，晒干、烘干或煮后晒干。茎：带叶的藤茎，于夏秋采取，于秋季叶落后割取，除去细枝、残叶，切成长约70厘米的段，捆成把，晒干。

【药材性状】本品呈团块状或不规则纺锤形，长6～15厘米，直径4～12厘米。表面红棕色或红褐色，皱缩不平，有浅沟，并有横长皮孔及细根痕。体重，质坚实，不易折断，断面浅黄棕色或浅红棕色，显粉性，皮部有4～11个类圆形异型维管束环列，形成云锦状花纹，中央木部较大，有的呈木心。

【注意事项】孕妇慎用。

补阴药

天门冬

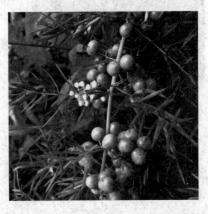

【采集】秋冬采挖，但以冬季采者质量较好。挖出后洗净泥土，除去须根，按大小分开，入沸水中煮或蒸至外皮易剥落时为度。捞出浸入清水中，趁热除去外皮，洗净，微火烘干或用硫黄熏后再烘干。

【药材性状】本品呈长纺锤形，略

弯曲，长 5 ~ 18 厘米，直径 0.5 ~ 2 厘米。表面黄白色至淡黄棕色，半透明，光滑或具深浅不等的纵皱纹，偶有残存的灰棕色外皮。质硬或柔润，有黏性，断面角质样，中柱黄白色。气微，味甜、微苦。

【注意事项】虚寒泄泻及外感风寒致嗽者皆忌服。

安神类

　　安神类是以镇定精神、安定神志为主要作用的一类中药，有补心养血、安神定志的功效。安神药广泛应用于神经衰弱、神经官能症、精神分裂症、癫痫、癔病等所致的失眠、健忘、心悸及惊厥抽搐等症，并可用于心律不齐、高血压等病的治疗。根据药物来源及应用特点不同，安神药可分为重镇安神和养心安神两类。

酸枣仁

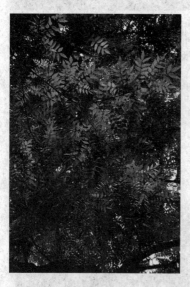

【采集】秋末冬初采收成熟果实，除去果肉及核壳，收集种子，晒干。

【药材性状】干燥成熟的种子呈扁圆形或椭圆形，长 5 ~ 9 毫米，宽 5 ~ 7 毫米，厚约 3 毫米，表面赤褐色至紫褐色，未成熟者色浅或发黄，光滑。一面较平坦，中央有一条隆起线或纵纹，另一面微隆起，边缘略薄，先端有明显的种脐，另一端具微突起的合点，种脊位于一侧不明显。子叶 2 片，类圆形或椭圆形，呈黄白色，肥厚油润。气微弱，味淡。

【注意事项】凡有实邪及滑泄者慎服。

柏子仁

【采集】冬初种子成熟时收采，晒干。压碎种皮，簸净，阴干。

【药材性状】种仁略呈卵形，长 4 ~ 7 毫米，直径 1.5 ~ 3 毫米。表面黄白色至淡黄棕色。外有膜质内种皮被，顶端尖，有棕色小点，基部钝圆。

质软，油润，含大量油质，平断面黄白色。微臭，味甘香。

【注意事项】便溏及痰多者忌服。

灵芝

【采集】全年采收，除去杂质，剪除附有朽木、泥沙或培养基质的下端菌柄，阴干或以 40 ～ 50℃烘干。

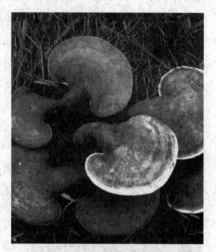

【药材性状】菌盖木栓质，肾形，红褐、红紫或暗紫色，具漆样光泽，有环状棱纹和辐射状皱纹。菌柄侧生，极少偏生，长于菌盖直径，紫褐色至黑色，有漆样光泽，坚硬。孢子卵圆形，壁两层，内壁褐色，表面有小疣，外壁透明无色。

【注意事项】畏扁青、茵陈蒿。

温里类

凡能温里祛寒、治疗里寒证的药物，称为温里药，又称祛寒药。本类药物多味辛而性温热，因其辛散温通、偏走脏腑而能温里散寒、温经止痛，个别药物还能助阳、回阳，故可用于治疗寒证。其主入脾胃经者，能温中散寒止痛，可用于治疗脾胃受寒或脾胃虚寒证，症见脘腹冷痛、呕吐泻利等。

附子

【采集】6月下旬至8月上旬挖出全株，摘取子根，即泥附子，须立即加工。选择个大、均匀的泥附子，洗净，浸入食用胆巴的水溶液中，过夜，再加食盐，继续浸泡，每日取出晒晾，并逐渐延长晒晾时

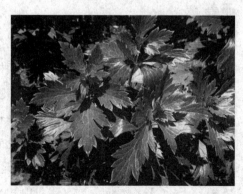

间，直到表面出现大量结晶盐粒、质地变硬为止，习称"盐附子"。

【药材性状】呈圆锥形，长 4 ~ 7 厘米，直径 3 ~ 5 厘米。表面灰黑色，被盐霜，顶端有凹陷的芽痕周围有瘤状凸起的支根或支根痕。体重。横切面灰褐色，可见充满盐霜的小空隙及多角形的形成层环纹，环纹内侧筋脉排列不整齐。气微，味咸而麻，刺舌。

【注意事项】阴虚阳盛、真热假寒者及孕妇均禁服。服药时不宜饮酒，不宜以白酒为引。

肉桂

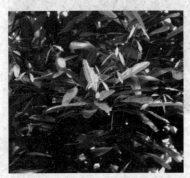

【采集】当树龄 10 年以上，韧皮部已积成油层时可采剥，春秋季节均可剥皮，以秋季 8 ~ 9 月采剥的品质为优。

【药材性状】本品呈槽状（企边桂）或卷筒状（油筒桂），长 30 ~ 40 厘米，宽或直径 3 ~ 10 厘米，厚 0.2 ~ 0.8 厘米。外表面灰棕色，稍粗糙，有不规则的细皱纹及横向凸起的皮孔，有的可见灰白色的斑纹；内表面红棕色，略平坦，有细纵纹，划之显油痕。质硬而脆，易折断，断面不平坦，外层棕色而较粗糙，内层红棕色而油润，两层间有 1 条黄棕色的线纹。气香浓烈，味甜、辣。

【注意事项】阴虚火旺、里有实热、血热妄行出血者及孕妇均禁服。畏赤石脂。

干姜

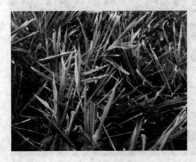

【采集】冬季茎叶枯萎时挖取，去净茎叶、须根、泥沙，晒干或微火烘干。

【药材性状】根茎呈扁平块状，具指状分枝，长 3 ~ 7 厘米，厚 1 ~ 2 厘米。表面灰棕色或浅黄棕色，粗糙，具纵皱纹及明显的环节。分枝处常有鳞叶残存，分枝顶端有茎痕或芽。质坚实，断面黄白色或灰白色，粉性或颗粒性，内皮层环纹明显，维管束及黄色油点散在。气香、特异，味辛辣。

【注意事项】阴虚内热、血热妄行者忌服。孕妇慎服。

丁香

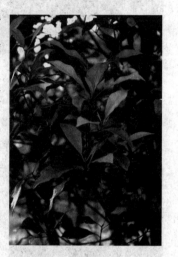

【采集】定植后 5 ～ 6 年开花，花蕾开始时呈白色，渐次变绿色，最后呈鲜红色时采集，除去花梗，晒干。

【药材性状】花蕾略呈研棒状，长 1 ～ 2 厘米。花冠圆球形，直径 0.3 ～ 0.5 厘米，花瓣 4，覆瓦状抱合，棕褐色或黄褐色，花瓣内为雄蕊和花柱，搓碎后可见众多黄色细粒状的花药。萼筒圆柱状，略扁，有的稍弯曲，长 0.7 ～ 1.4 厘米，直径 0.3 ～ 0.6 厘米，红棕色或棕褐色，上部有 4 枚三角状的萼片，十字状分开。质坚实，富油性。气芳香浓烈，味辛辣，有麻舌感。

【注意事项】阳热诸证及阴虚内热者禁服。

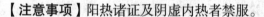

理气、消食类

凡以疏理气机、消除气滞或气逆证为主要作用的药物，称理气药，又谓行气药。主治脾胃气胀、肝郁气滞、肺气壅滞。

以消化食积为主要作用的药物即为消食药，又称为消导药或助消化药。主治食物积滞所产生的脘腹胀满、恶心呕吐、消化不良等症状。

理气药

陈皮

【采集】9 ～ 12 月果实成熟时摘下果实，剥取果皮，阴干或晒干。

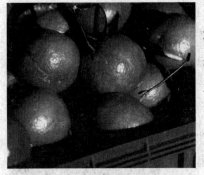

【药材性状】常剥成数瓣，基部相连，有的呈不规则的片状，厚1～4毫米。外表面橙红色或红棕色，有细皱纹及凹下的点状油室；内表面浅黄白色，粗糙，附黄白色或黄棕色筋络状维管束。质稍硬而脆。气香，味辛、苦。

【注意事项】气虚、阴虚者慎服。

枳实

【采集】种子在栽后8～10年开花结果，嫁接苗栽后4～5年结果。于5～6月间采摘幼果或待其自然脱落后拾其幼果，大者横切成两半，晒干。

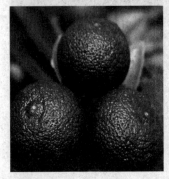

【药材性状】果实呈半球形，少数为球形，直径0.5～2.5厘米。外果皮黑绿色或暗棕绿色，具颗粒突起和皱纹，有明显的花柱残迹或果梗痕。切面中果皮略隆起，黄白色或黄褐色，厚0.3～1.2厘米，边缘有1～2列油室，瓤囊棕褐色。质坚硬。气清香，味苦、微酸。

【注意事项】脾胃虚弱者及孕妇慎服。

木香

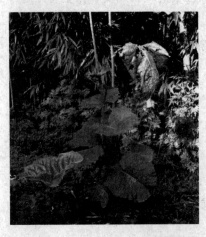

【采集】培育3年，于9月下旬至10月下旬收获，选晴天，挖掘根部，去除泥土、茎杆和叶柄，粗大者切成2～4块，50～60℃低温下烘干。不宜久烘。

【药材性状】根呈圆柱形、半圆柱形，长5～10厘米，直径0.5～5厘米。表面黄棕色、灰褐色或棕褐色，有明显的皱纹、纵沟及侧根痕，有时可见网状纹理。质坚，不易折断，断面稍平坦，灰褐色或暗褐色，周边灰黄色或浅棕黄色，形成层环棕色，有放射状纹理及散在的褐色油室小点，老根中央多枯朽。气芳香浓烈而特异，味先甜后苦，稍刺舌。

【注意事项】脏腑燥热、阴虚津亏者禁服。

香附

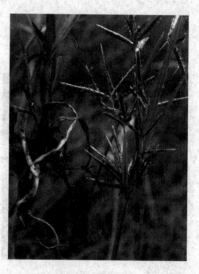

【采集】春秋季采挖根茎，用火燎去须根，晒干。

【药材性状】根茎多呈纺锤形，有的略弯曲，长 2 ～ 3.5 厘米，直径 0.5 ～ 1 厘米，表面棕褐色或黑褐色，有纵皱纹，并有 6 ～ 10 个略隆起的环节，节上有未除净的棕色毛须及须根断痕；去净毛须者较光滑，环节明显。质硬，经蒸熟者断面黄棕色或红棕色，角质样；生晒者断面色白而显粉性，内皮层环纹明显，中柱色较深，点状维管束散在。气香，味微苦。

【注意事项】气虚无滞、阴虚、血热者慎服。

乌药

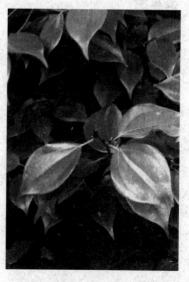

【采集】冬春季采挖根，除去细根，洗净晒干，称"乌药个"。趁鲜刮去棕色外皮，切片干燥，称"乌药片"。

【药材性状】乌药个：多呈纺锤状，略弯曲，有的中部收缩成连珠状，习称"乌药珠"，长 6 ～ 15 厘米，直径 1 ～ 3 厘米。表面黄棕色或黄褐色，有纵皱纹及稀疏的细根痕。质坚硬，不易折断，断面黄白色。气香，味微苦、辛，有清凉感。乌药片：为横切圆形薄片，厚 0.2 ～ 2 毫米，切面黄白色或淡黄棕色，射线放射状排列，可见年轮环纹，中心颜色较深。质脆。质老、不呈纺锤状的直根，不可供药用。

【注意事项】气虚及内热证患者禁服。孕妇及体虚者慎服。

消食药

山楂

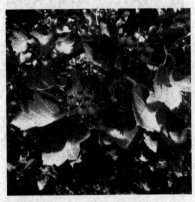

【采集】9～10月果实成熟后采收，采下后趁鲜横切或纵切成两瓣，晒干。或采用切片机切成薄片，在60～65℃环境下烘干。

【药材性状】果实较小，类球形，直径0.8～1.4厘米，有的压成饼状。表面棕色至棕红色，并有细密皱纹，顶端凹陷，有花萼残迹，基部有果梗或已脱落。质硬，果肉薄，味微酸涩。

【注意事项】脾胃虚弱及孕妇慎服。

鸡矢藤

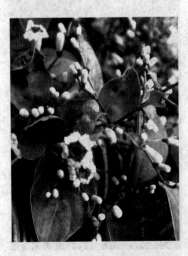

【采集】9～10月割取地上部分，晒干或晾干。挖根，切片，晒干。

【药材性状】茎呈扁圆柱形，稍扭曲，无毛或近无毛，老茎灰棕色，直径3～12毫米，栓皮常脱落，有纵皱纹及叶柄断痕，易折断，断面平坦，灰黄色；嫩茎黑褐色，直径1～3毫米，质韧，不易折断，断面纤维性，灰白色或浅绿色。叶对生，多皱缩或破碎，完整者展平后呈宽卵形或披针形，先端尖，基部楔形、圆形或浅心形，全缘，绿褐色，两面无柔毛或近无毛；叶柄无毛或有毛。聚伞花序顶生或腋生，前者多带叶，后者疏散少花，花序轴及花均被疏柔毛，花淡紫色。气特异，味微苦、涩。

【注意事项】孕妇慎用。

麦芽

【采集】麦芽生产全年皆可进行，但以冬春两季为好。取净大麦，用清水浸泡 3 ~ 4 小时，捞出，置能排水的容器内，盖好，每日淋水 2 ~ 3 次，保持湿润，至芽长 2 ~ 3 毫米时，取出，晒干。

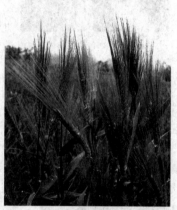

【药材性状】颖果呈梭形，长 8 ~ 12 厘米，直径 3 ~ 4 毫米。表面淡黄色，背面为外稃包围，具 5 脉；腹面为内稃包围。除去内、外稃后，腹面有 1 条纵沟；基部胚根处生出幼芽及须根，幼芽长披针状条形，长约 0.5 厘米。须根数条，纤细而弯曲。质硬，断面白色，粉性。无臭，味微甘。

【注意事项】妇女哺乳期禁服。孕妇、无积滞者慎服。

驱虫类

凡以驱除或杀灭人体寄生虫为主要作用，用于治疗虫症的药物，称为驱虫药。本类药物多具毒性，主要入脾、胃、大肠经。对人体寄生虫特别是肠道寄生虫，有毒杀、麻痹作用，能促使其排出体外。因此，驱虫药主要用于治疗肠道寄生虫病，如蛔虫病、绦虫病、钩虫病、蛲虫病、姜片虫病等。

槟榔

【采集】11 ~ 12 月将采下的青果煮沸 4 小时，烘 12 小时即得榔干。3 ~ 6 月采收成熟果实，晒 3 ~ 4 天，捶破或用刀剖开取出种子，晒干。亦有经水煮，熏烘 7 ~ 10 天，待干后剥去果皮，取出种子，烘干，称为榔玉。

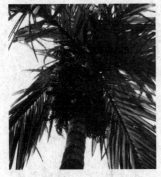

【药材性状】种子扁球形或圆锥形，顶端钝圆，基部平宽，高1.5～3.5厘米，基部直径1.5～3厘米。表面淡黄棕色或淡红棕色，具稍凹下的网状沟纹，底部中心有圆形凹陷的珠孔，其旁有一明显瘢痕状种脐。质坚硬，不易破碎，断面可见红棕色的种皮及外胚乳向内错入于类白色的内胚乳而成的大理石样花纹。气微，味涩、微苦。

【注意事项】气虚下陷者禁服。

南瓜子

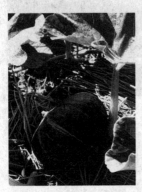

【采集】食用南瓜时，收集成熟种子，除去瓤膜，晒干。

【药材性状】种子扁圆形，长1.2～1.8厘米，宽0.7～1厘米。表面淡黄白色至淡黄色，两面平坦而微隆起，边缘稍有棱，一端略尖，先端有珠孔，种脐稍突起或不明显。除去种皮，有黄绿色薄膜状胚乳。子叶2枚，黄色，肥厚，有油性。气微香，味微甘。

【注意事项】多食易使壅气滞膈。

榧子

【采集】10～11月间种子成熟时采摘，除去肉质外皮，取出种子，晒干。

【药材性状】种子椭圆形或长卵圆形，长2～4厘米，直径1.3～2.5厘米。外表面灰黄色至淡黄棕色，微具纵棱，一端钝圆，具一椭圆形种脐，色稍淡，较平滑，另端略尖。种皮坚而脆，破开后可见种仁1枚，卵圆形，外胚乳膜质，灰褐色，极皱缩，内胚乳肥大，黄白色，质坚实，富油性。

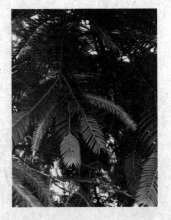

气微，味微甜涩。

【注意事项】脾虚泄泻及肠滑、大便不实者慎服。

使君子

【采集】栽后 3 年开始结果。8 月以后，当果壳由绿变棕褐或黑褐色时采收，用竹竿击落果实，晒干或烘干。

【药材性状】本品呈椭圆形或卵圆形，具 5 条纵棱，偶有 4～9 棱，长 2.5～4 厘米，直径约 2 厘米。表面黑褐色至紫黑色，平滑，微具光泽。顶端狭尖，基部钝圆，有明显圆形的果梗痕。质坚硬，横切面多呈五角星形，

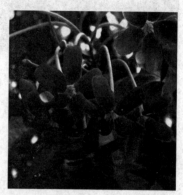

棱角处壳较厚，中间呈类圆形空腔。种子长椭圆形或纺锤形，长约 2 厘米，直径约 1 厘米；表面棕褐色或黑褐色，有多数纵皱纹；种皮薄，易剥离；子叶 2，黄白色，有油性，断面有裂纹。气微香，味微甜。

【注意事项】服量过大或与热茶同服，可引起呃逆、眩晕、呕吐等反应。

收涩类

凡以收敛固涩，用于治疗各种滑脱病症为主的药物皆被称为收涩药。本类药物味多酸涩，性温或平，分别具有固表止汗、敛肺止咳、涩肠止泻、固精缩尿、收敛止血、收涩止带等作用，适用于久病体虚、正气不固、脏腑功能衰退所致的自汗、盗汗、久咳虚喘、久泻、久痢、遗精、遗尿、尿频、崩带不止等滑脱不禁病症。

敛肺涩肠药

诃子

【采集】秋末冬初果实成熟时采摘，晒干。

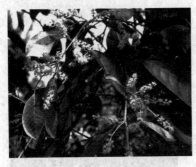

【药材性状】干燥果实呈卵形或近圆球形，长 3.5 厘米，径 1.5 ～ 2 厘米。表面黄绿色或灰棕色，微带光泽，有 5 条纵棱及多数纵皱纹，并有细密的横向纹理，基部有一圆形的果柄残痕。质坚实，断面灰黄色，显沙性，陈久则呈灰棕色。内有黄白色坚硬的核，钝圆形。核壳厚，砸碎后，里有白色细小的种仁。气微，味酸涩。

【注意事项】凡外邪未解，内有湿热火邪者忌服。

五味子

【采集】秋季果实成熟时采摘，晒干或蒸后晒干，除去果梗及杂质。

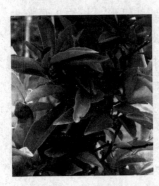

【药材性状】干燥果实略呈球形或扁球形，直径 5 ～ 8 毫米。外皮鲜红色、紫红色或暗红色。显油润，有不整齐的皱缩。果肉柔软，常数个粘连一起；内含种子 1 ～ 2 枚，肾形，棕黄色，有光泽，坚硬，种仁白色。果肉气微弱而特殊，味酸。种子破碎后有香气，味辛而苦。

【注意事项】外有表邪、内有实热，或咳嗽初起、痧疹初发者忌服。

肉豆蔻

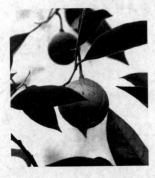

【采集】4 ～ 6 月与 11 ～ 12 月各采一次。早晨摘取成熟果实，剖开果皮，剥去假种皮，再敲脱壳状的种皮，取出种仁用石灰乳浸一天后，缓火焙干。

【药材性状】干燥种仁卵圆形或椭圆形，长 2 ～ 3.5 厘米，宽 1.5 ～ 2.5 厘米。外表灰棕色至棕色，粗糙，有网状沟纹，一侧有明显的纵沟(种脊部位)，宽端有浅色圆形隆起（种脐部位），狭端有暗色凹陷（合点部位）。质坚硬。纵切面可见表层的暗棕色的外胚乳向内伸入类白色的内胚乳，交错而成大理石样纹理。在宽端有凹孔，其中可见干燥皱缩的胚。气芳香而强烈，味辣而微苦。

【注意事项】肉豆蔻不适合一次性食用太多，不然很容易引起中毒。

固精缩尿止带药

山茱萸

【采集】秋末冬初果皮变红时采收果实。用文火烘或置沸水中略烫后，及时除去果核，干燥。

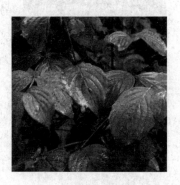

【药材性状】本品呈不规则的片状或囊状，长1~1.5厘米，宽0.5~1厘米。表面紫红色至紫黑色，皱缩，有光泽。顶端有的有圆形宿萼痕，基部有果梗痕。质柔软。气微，味酸、涩、微苦。

【注意事项】凡命门火炽、强阳不痿、素有湿热、小便淋涩者忌服。

覆盆子

【采集】夏初果实由绿变绿黄时采收，除去梗、叶，置沸水中略烫或略蒸，取出，干燥。

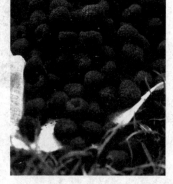

【药材性状】干燥聚合果为多数小果集合而成，全体呈圆锥形、扁圆形或球形，直径4~9毫米，高5~12毫米。表面灰绿色带灰白色毛茸。上部钝圆，底部扁平，有棕褐色的总苞，5裂，总苞上生有棕色毛，下面常带果柄，脆而易脱落。小果易剥落，每个小果具三棱，呈半月形，背部密生灰白色毛茸，两侧有明显的网状纹，内含棕色种子1枚。气清香，味甘微酸。以个大、饱满、粒整、结实、色灰绿、无叶梗者为佳。

【注意事项】肾虚有火，小便短涩者慎服。

芡实

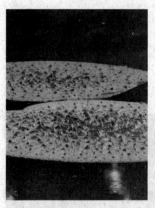

【采集】秋末冬初采收成熟果实，去果皮，取种仁，再去硬壳、晒干。

【药材性状】干燥种仁呈圆球形，直径约6毫米。一端呈白色，约占全体1/3，有圆形凹陷，另一端为棕红色，约占全体2/3。表面平滑，有花纹。质硬而脆，破开后，断面不平，色洁白，粉性。无臭，味淡。

【注意事项】凡外感前后、疟痢疳痔、气郁痞胀、溺赤便秘、食不运化及新产后皆忌食。

金樱子

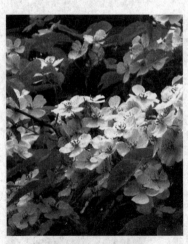

【采集】10～11月间，果实红熟时采摘，晒干，除去毛刺。

【药材性状】干燥果实呈倒卵形，略似花瓶，长约3厘米，直径1～2厘米。外皮红黄色或红棕色，上端宿存花萼如盘状，下端渐尖。全体有凸起的棕色小点，系毛刺脱落后的残痕，触之刺手。质坚硬，切开观察，肉厚约1.5毫米，内壁附有淡黄色绒毛，有光泽，内有多数淡黄色坚硬的核。无臭，味甘，微酸涩。

【注意事项】有实火、邪热者忌服。

第四篇 常用中草药良方集锦

补气药

人 参

一、概述

人参，古人赞誉它"形状如人，功参天地"。为五加科植物人参的根。拉丁学名为 Panax ginseng C.A.Mey.。"Panax"出自希腊文，为"万能药"和"总的医疗"的意思。《本草蒙筌》强调说："大抵人参补虚，虚寒可补，虚热亦可补；气虚宜用，血虚亦宜用。"明代李时珍说得好，人参专主"男妇一切虚证"。由此不难看出，人参具有补虚扶正等多方面的药效，适用于各种虚弱性疾病患者服食。因此，古代医家强调，凡属久虚不复，一切气血津液不足者，皆可选用人参进补调理。

据植物学家考证，目前世界上著名的人参共有三种：一为中国人参，又称吉林人参，其主要分布区为我国的长白山，大、小兴安岭一带。另外与中国人参同科同属同种的朝鲜人参，也就是通常所说的高丽参、别直参，主要分布在朝鲜北部。二为日本参，又称东洋参，主要产于日本的老山会津、新山信州等地。三为西洋参，也叫花旗参，主要产地为美国、加拿大和法国。四为俄罗斯西伯利亚人参。

由人工栽培培育而长成的人参，叫做园参。人工栽培的人参需要 6 ~ 8 年才能采挖。每年 9 ~ 10 月间采收。

人参味甘、微苦，性温。归肺、脾、心、肾经。大补元气，补中健脾，补益肺气，生津止渴，安神益智，益气养血，补肾助阳。主治气虚欲脱、脉微欲绝的危症；脾虚倦怠乏力，食欲不振，呕吐，泄泻，肺虚气短，咳嗽，喘促；体虚多汗，气虚津伤口渴，消渴，失眠多梦，惊悸健忘；血虚萎黄，肾虚阳痿和各种气血津液不足之症。

用法与用量：

1.煎汤　单味每天3～9克，大剂量可用至9～30克，分2次服。若与其他药同用，宜另煎，取其煎液对人其他药物的煎液混合后服。

2.研末服　每次1～2克，每天2次，温开水冲服。

3.人参片（每片相当于人参0.32克）　口服，每次2～4片，每天2次。

4.人参膏（每克相当于人参2克）　每次1克，每天2～3次，以热水冲服，亦可酌加蜂蜜或糖等同服。

5.人参蜂王浆（每毫升含人参0.02克）　口服，每次10毫升，每天1～2次。

6.浸酒饮　每次20毫升左右，每天2次。

7.切薄片　每天3～5克，开水泡，代茶饮。

8.炖鸡　每次10～15克，食肉喝汤。

9.煮粥　每次15克，同米煮粥食。

人参的药理作用：

1.调节中枢神经功能　人参中治疗量的Rg对中枢神经系统有兴奋作用；Rb类有镇静及安定作用。但人参主要是加强大脑皮层的兴奋过程，可使反射潜伏期缩短，神经冲动传导加快，并引起抑制过程的平衡，提高人体的工作能力，减少疲劳，故能增强条件反射，提高分析能力。表现为对需要精细调节的动作和集中精力的工作有良好的影响，甚至在夜间，人参仍有增强脑力的作用。

2.提高机体的适应性　人参能兴奋垂体—肾上腺皮质系统，促使垂体促肾上腺皮质激素（ACTH）分泌增加，继而使肾上腺皮质激素分泌增加，增强肾上腺皮质功能，提高机体对外界不良刺激如高温、低温、发热、失血、缺氧、各种有毒物质、病原微生物、放射线或移植癌等的适应能力，提高机体的抵抗力。而在强烈应激条件下，又可保护肾上腺皮质免于发生衰竭。人参多糖能明显提高网状内皮系统的吞噬功能，因而能改变机体的反应性，增强机体对非特异性刺激的防御能力和适应性。

3.改善血液和造血功能　人参能刺激造血器官，使造血机能旺盛，增加红细胞和血红蛋白；促进白细胞的生成，以大单核细胞增多为主，能防治多种原因引起的白细胞下降。人参中有效成分是皂甙，但人参并不引起溶血。研究表明，人参中一部分皂甙溶血，另一部分皂甙抗溶血，故总皂甙不溶血。人参尚能减轻放射线对造血系统的损害。

4. 强心、抗心律失常　小量、适量的人参能使心脏收缩力加强，振幅加大，心率显著增强，血压升高，作用特点与强心甙相似。大剂量则减弱收缩力并减慢心律。

5. 对血压的影响　小剂量人参能使末梢血管收缩，血压轻度上升，能使休克病人的低血压升高，维持至水平。大剂量的人参则使末梢血管扩张呈现降压作用，这可能与影响植物神经功能有关，即小剂量有拟肾上腺素能神经作用，大剂量则呈现拟胆碱能神经作用。

6. 激性　人参有促性腺激素样作用。人参可通过某种神经—体液调节机制，使垂体前叶的促性激素（促卵泡激素和促黄体生成素）释放增加，其有效成分是人参皂甙。临床上人参能促进男女性腺机能，治疗各种性机能低下。实验表明，人参能加速动物性成熟过程，并能使动物动情期延长。

7. 免疫增强　人参不仅能增强吞噬细胞的吞噬功能，还能促进淋巴母细胞转化和抗体生成。皂甙混合物取名蛋白合成促进因子，能促进肝细胞的核糖核酸、蛋白质及脂肪的生物合成，促进骨髓中血细胞脱氧核糖核酸的生物合成，提高机体免疫能力。增强机体抗病能力。

8. 其他作用　人参有抗衰老、健脾胃、抗溃疡、抗过敏、抗利尿、降脂、抗动脉硬化、降血糖的作用。人参能加强肝脏的解毒功能，并能恢复肾功能，消除蛋白尿。对小鼠艾氏腹水癌有轻度抑制作用。

临床用于治疗急性心肌梗塞、心力衰竭，心源性、出血性或创伤性休克、脱水、虚脱、贫血、体虚感冒，过敏性鼻炎，肺结核，慢性支气管炎，肺心病，心律失常，神经衰弱，性机能减退不育症，慢性胃肠炎，乳儿腹泻，溃疡病出血，传染性肝炎，胃肠癌，糖尿病，急性肾炎等病症。

二、禁忌

使用人参进补，关键在于是否对症，在于如何使用，服用剂量的多少，以及服用时间的长短。要从中医辨证论治的原则出发，因人、因症地使用，决不能滥用，正如清代江苏名医徐灵胎在《百种录·论人参》中所言："人参长于补虚，而短于攻疾。医家不论病之已去未去，于病久或病弱，或富贵之人，皆为用参，一则过于谨慎，一侧借以塞责，而病者亦用了为尽慈孝之道，不知病未去而用参，则非独元气不足，而病根遂固，诸药罔治，治无愈期，应当曲审病情用药。"因此，使用人参进行滋补时，应掌握以下原则：

第一，伤风、感冒初起时不宜服用人参。

第二，因湿邪阻滞，或因食积不化而致食欲不振，胃口不开，同时伴有胸腹闷胀、腹泻便溏、舌苔厚腻者，不宜服用人参。

第三，肝火旺盛，心火上炎，肺火郁闭等，常表现为头昏、烦躁、面红、目赤、大便秘结、小便黄赤、舌质红、舌苔黄腻等，不宜服用人参。

第四，服用人参及其制剂时不宜食萝卜、喝浓茶，需注意避免饮用酒精饮料或食用辛辣食物，也不可与咖啡及抗精神病药物同用。尽量不要服用含有莱菔子、谷芽的中药。

第五，凡正在接受抗凝剂、强心甙、镇静剂和类固醇药物治疗及激素治疗的病人，均不宜服用人参制剂。

第六，凡40岁以下健康人，精力充沛，易激动，精神紧张，癔病，躁狂症以及患精神分裂症的人不可服用人参，患急性病症，发热、急性冠状动脉血栓形成和有出血症状的病人禁用。

第七，儿童和孕妇避免使用人参。

第八，人参畏五灵脂，反藜芦，恶皂荚。在家庭进补人参时，应尽量避免与这两种药物同用，以免发生意外。

第九，忌铁器。

第十，夏季不宜服用。

人参中毒时的处理：一般可以给予甘草水、蔗糖水口服以缓解毒性，严重者可以静脉注射或吸取葡萄糖。"人参畏萝卜"用生萝卜汁口服亦可对抗人参的毒性作用。

三、附方

1. 健脾开胃、大补元气　适用于脾胃虚弱所致的食欲不振、消化不良、营养不良、气短神疲等症。红参蒸鲫鱼：活鲫鱼250克，红参10克，火腿25克，虾仁15克，鸡汤、味精、姜、葱、胡椒粉各适量。鲫鱼去鳞、鳃及内脏，洗净，放入沸水中汆一下；虾仁、红参用温水洗一下；火腿洗净切片；姜、葱拍碎。将鲫鱼、红参、火腿片、虾仁放入汤锅中，加姜、葱，倒入鸡汤，加少许盐，盖好盖，上笼蒸约20分钟左右，拣去姜葱，加味精、胡椒粉即可。空腹内服，佐餐亦可。

2. 用于劳伤虚损、食少、倦怠、阴虚盗汗、惊悸健忘、眩晕头痛、妇女崩漏、久虚不复　香酥肉条：生晒参10克，瘦猪肉100克，鸡蛋1只，精制面粉50克，精制油250克（实耗30克），精盐、味精、黄酒、葱花、发酵粉各适量。将生晒参切片，放锅内加清水煮成小半茶杯参汁，过滤后待用。把猪肉切成小手指般的肉条，用精盐、味精、黄酒、葱花拌和腌渍半小时。精制面粉放入容器内，加入鸡蛋、人参汁、精盐搅拌成蛋糊（厚度以手指伸人提起时不连续下滴为宜）。炒锅烧热，放入精制油，待油烧至五成热时，将肉条放入蛋糊内（此时放适量发酵粉拌匀），拖上蛋糊，逐条下油锅炸至淡黄色，出锅沥油。将油锅升至七成热，再把炸过一次的肉条下锅复炸成金黄色，即可出锅装盆。

党　参

一、概述

据《中国药典》载，党参来源于桔梗科植物党参、素花党参、川党参的干燥根。党参因产地甚多，种类不同，过去有许多商品规格，现主要有西党、东党、潞党、川党几种。

党参味甘，性平。归脾、肺经。健脾补肺，益气生津。主治脾胃虚弱，饮食量少，大便稀溏，体倦乏力，肺虚咳喘，咳声低弱，气短自汗，气血两亏，面色萎黄等。

用法与用量：煎汤，每天 6～15 克，大剂量可用至每天 60 克。

党参与人参皆有补气作用，但人参补气作用较强，党参补气作用较弱。中医认为，人参能大补元气，临床上对气虚欲脱，神志昏迷，大汗淋漓，脉微欲绝，处于生命垂危的病人，往往使用人参煎汤灌服，以救逆固脱。党参补气力量较弱，不可用于虚脱急症，主要用于一般的气虚证。

党参根含皂甙、苦味质、挥发油、蛋白质 17 种氨基酸（包括人体必需氨基酸如赖氨酸、苏氨酸、缬氨酸、蛋氨酸、亮氨酸、异亮氨酸、苯丙氨酸等）、维生素 B_1、维生素 B_2、蔗糖、菊糖、微量生物碱及树脂等。

党参的药理作用有：兴奋中枢神经；增强机体应激能力；增强免疫功能，党参能增强网状内皮系统的吞噬功能，提高机体抗病能力；改善血液和造血功能，本品浸膏可刺激造血系统，使红细胞及血色素略有增加，而相对白细胞减少，特别是淋巴细胞减少，而中性粒细胞比例增多；调节消化道功能，党参能增加消化液的分泌、调节肠道运动，可助消化；升高血糖；降血压；党参能扩张周围血管和对抗肾上腺素而起降压作用；抑菌作用；抗肿瘤辅助作用；消炎、镇痛作用。

临床应用于治疗神经衰弱、贫血、白血病、血小板减少症、慢性胃炎、胃溃疡、直肠脱垂、子宫脱垂、病后虚弱、营养不良、气虚感冒、肺心病、胆囊炎、胆石症、慢性肾炎、功能性子宫出血。

二、禁忌

第一，有湿热证、热性病症者不宜单独服用党参。

第二，有食积气滞表现者不宜服用党参。

第三，不宜与藜芦同用。

第四，不宜与五灵脂同用。

三、附方

1.治疗小儿营养不良　取党参 10 克，黄芪 10 克，猴头菌 50 克，大枣 5 克，小母鸡 1 只。姜片、小葱、绍酒、清汤、淀粉各适量。将猴头菌洗净去蒂，放入盆中发胀后换温水洗 3 ~ 4 次，每次必须将菌内残水挤压干净，以除苦味，再切成 2 毫米厚片待用，把母鸡去头脚，剁 2 厘米见方块，放入锅内，加入姜片、小葱、绍酒、清汤，上放猴头菌片和浸软洗净的党参、黄芪、大枣，盖上锅盖，先用旺火烧开后再用文火慢慢炖，直到肉烂为止，再加入料酒、味精、盐少许，用淀粉勾芡即成。喝汤吃鸡肉。

2. 壮腰膝、养气血、益精明目　用于诸虚劳损之食少、乏力、自汗、眩晕、失眠、腰痛等症。适宜做病后虚弱、老年肝肾不足及贫血、营养不良、神经衰弱、糖尿病患者的营养保健膳食。熟猪白肚子 250 克，党参 10 克，枸杞子 10 克，水发木耳、水发笋片各 50 克，去皮荸荠两个，鸡蛋 1 个，水淀粉 25 克，葱、姜丝、酱油、盐、味精、料酒少许，清汤 200 克，植物油 75 克。党参切片，按水煮提取法，提取党参浓缩汁 10 毫升。枸杞子放入小碗内，上屉蒸半小时，熟透即可。将肚片切成 3 厘米长的坡刀大片。鸡蛋、水淀粉加酱油少许调成糊，将肚片放入浆匀。木耳改刀，荸荠切片，同笋片、葱、姜丝放在一起。将锅加入植物油，油热六成时，将浆好的肚片放入锅内，炸成黄色捞出，滗去余油。随将配菜下锅，对入清汤，下肚片，加入酱油、盐、味精、料酒，在火上收汁。汁浓后，下入蒸熟的枸杞子及党参浓缩汁，勾芡，起锅盛在盘内，上桌食用。

西洋参

一、概述

西洋参简称洋参，也叫美国参、花旗参等。早年经广东省销售给国内，故还有广东人参的别称。西洋参原产北美洲加拿大的蒙特利尔、魁北克和美国东部。它与我国东北盛产的人参同科同属，有很近的亲缘关系。西洋参的发现与中国人参息息相关。人参在我国古代被视为可以起死回生的灵丹妙药，已经有二千多年的药用历史。

西洋参在我国历史并不长，直到 17 世纪才传入我国。1716 年清政府解除海禁，西洋参由加拿大及法国商船远涉重洋销往中国，换回大量的黄金及白银。1752 年后，加拿大每年向中国出售的西洋参价值达 5000 万法郎。

1782 年 2 月，美国商船"皇后号"从纽约出发将大批西洋参运抵中国，从而开始了中美西洋参贸易的历史。1841 年前后，每年运往中国的野生洋参近 64 万磅（非法定计量单位）。自清·吴仪洛《本草从新》和清·赵学敏《本草纲目拾遗》先后收载以后，在我国医药界才开始逐渐应用于临床。据说，光绪二十一年前后，慈禧常有脾虚挟湿之患，太医考虑调摄不宜燥烈，常以西洋参、党参同处一方，外感风热时，需用人参处也改用西洋参。由于皇太后的使用，因而西洋参的身价倍增，用量也日渐增多。

我国应用西洋参虽有 300 年的历史，但一直依赖进口，引种栽培西洋参是近几年的事情，20 世纪 40 年代江西庐山植物园曾从加拿大引种到庐山并试种成功，但因科研资金不足和鼠害而未得以推广。直到 20 世纪 70 年代，我国再次引种西洋参，并分别在北京、吉林、辽宁和陕西等有关研究及生产单位试种，于 1980 年首次在吉林集安第一参场推广种植，4 年收获最大单株重达 105 克，皂甙含量 5.44%。而后又先后在北京怀柔、河北涿州、湖北、陕西、山东，以及湖南、内蒙古等地推广种植，参苗长势良好，存苗率都较高。1985—1993 年北京、河北、山东各地均有收获，北京怀柔栽培洋参最大单株重量为 135 克，每公顷产干参达 1500 多千克，质量与美国产洋参基本相同。

西洋参以个头均匀、色白起粉者，表面细致密集成环状、质硬、体轻、气清香、味浓、含口中能生津者质量较佳。

西洋参味甘、微苦，性微寒。归肺、心、肾经。补气养阴，清火生津，润燥止渴。主治气虚阴亏，虚热内生之证。表现为咳嗽痰少，口渴咽干，内热烦心，劳倦乏力等。

用法与用量：煎汤，每天 3～6 克，每天 2 次；研末，每天 1 克左右，每天 2 次，空腹温水服；炖服，每次 15 克；泡茶，西洋参切成薄片，每天 5～10 克。

西洋参与人参味均有甘、苦，但性有寒、温之别，两者虽同为补气生津药，但临床运用也有区别。西洋参主人心、肺、肾经，虽可补气，但以养阴生津、清虚热见长，肺胃阴虚、津亏液少且有热者多用。而人参主人脾、心、肾、肺经，功能是大补元气，补气虚，阳虚，补脾、肺之气，安神益智。气衰血脱，肺脾气微，神志失常之证多用。人参的生津止渴作用是通过补脾肺之气，气充津生而达到目的，并非人参直接具有补阴生津的作用。

西洋参化学成分：含人参皂苷类成分近 20 种，包括人参皂苷 Ro、Rb_1、Rb_2、Rb_3、Rc、Rd、Re、Rf、Rg_1、Rg_2、Rg_3、R_{A0}；含挥发性成分，如辛醇、乙醇、十一烷、栀香芹醇、胡椒烯、α-姜黄烯、胡薄荷酮等；含有机酸，如己酸、庚酸、辛酸、壬酸、棕榈酸、十七酸、十八酸、十八烯酸、亚油酸等；还含有果胶质、糖类、氨基酸、微量元素、树脂及胡萝卜苷等。

西洋参药理作用：对中枢神经系统有抑制作用，对生命中枢有兴奋和保护作用；能促进 Ach 的释放和再摄取以及增强神经生长因子的功能而产生益智作用；西洋参的总皂苷有抗疲劳、抗缺氧、抗利尿作用；有抗应激、抗休克作用；能增加心肌血流量、降低冠脉阻力、减少心肌耗氧量和心肌耗氧指数；其皂苷不具溶血活性；有降血糖作用；西洋参及所含某些单体成分对肝、血清、骨髓、内脏、脑内蛋白质合成及脂质代谢均有促进作用；对小鼠因四氯化碳引起的肝损伤及环磷酰胺的骨髓抑制作用均有保护作用。

临床应用于治疗冠心病、心力衰竭及心脑血管疾病。用西洋参皂苷治疗动脉粥样化心脑血管并发症患者，对患者的血小板聚集有明显抑制作用，并能降低血浆中过氧化脂的含量。还可改善腰膝酸软、失眠、脱发等早衰或衰老症状。以西洋参、枸杞子、三七、葛根等药制成的保元降糖冲剂，治疗 II 型糖尿病，有效率达 77%。西洋参水煎服可用于防治因鼻咽癌放疗所致的咽干、胃口不佳等不良反应。还可用于盗汗、长期低热、疲劳、类风湿性关节炎、慢性肝炎、早期肝硬化等。

二、禁忌

第一，西洋参性偏寒凉，脾胃阳虚，胃有湿浊者忌用，否则易引起腹痛、腹泻等症状（一般停药后症状就可自愈）。

第二，感冒发热期停用，服药期间忌食生冷食物或萝卜。

第三，忌铁器，忌火炒。

第四，西洋参反藜芦，开处方时应注意。

三、附方

1. 防治因放疗所引起的咽干、胃口不佳　用单味西洋参5克，煎服，每天1剂，放疗前2周开始服用，直至放疗完毕。

2. 小儿羸瘦、身体衰弱、食少便溏、神疲乏力等　用西洋参2克，红枣20枚，冰糖15克。西洋参入碗内置饭锅上蒸，趁热切成薄片，加红枣、冰糖同煮至参、枣烂熟为止。每天早晚温热空腹服，吃枣喝汤，连用5～7天后，酌情再服。

3. 气阴不足而致的烦渴、口干、气短、乏力者　西洋参3克，麦冬、淡竹叶各6克，大米30克。取麦冬、竹叶的煎汁煮粥，待粥将熟时，放入西洋参片同煮，早晚食粥。

太子参

一、概述

太子参又名孩儿参、童参，为石竹科植物孩儿参的块根。主产于江苏、安徽、山东等地。太子参作为中药载入方书，始见于清代吴仪洛的《本草从新》和赵学敏的《本草纲目拾遗》。

太子参味甘、微苦、性寒。归脾、肺经。益气健脾，生津润肺。用于脾虚体倦，食欲不振，病后虚弱，气阴不足，自汗口渴，肺燥干咳。对小儿消瘦、身体衰弱无力者，尤为适宜。用量：9～30克。

太子参含有棕榈酸，亚油酸，1–亚油酸甘油酯，2–吡咯甲酸，β–谷甾醇。另含果糖，多种氨基酸，微量元素锰和太子参环肽A、B。太子参具有：调节中枢神经功能，本品对中枢神经系统有兴奋作用，大剂量则有镇静催眠作用；助消化，本品能增加消化液分泌，有助于食物的消化；改善血液和造血功能，本品对因化疗、放疗所致的白细胞减少和血小板减少，有治疗作用。

太子参为临床常用补气药，其补气之力，比人参、党参为弱，但人参、党参功专补气，无养阴之效，而太子参不仅有补气功用，尚有补阴的功效，尤适用于肺脾不足，气阴两虚者。太子参补气养阴、清热生津的作用与西洋参类似，但西洋参无论是补气，还是清热生津，其作用都比较显著，相比较而言，太子参的作用较弱一点。临床宜大剂量、长期服用，方可见效。

二、禁忌

肺虚咳嗽、痰少者忌用。服药期间忌刺激性物质，如烟等。

三、附方

1. 用于气血两亏的贫血　太子参 30 克，何首乌 15 克，龙眼肉 20 克，羊肉 500 克。将羊肉切成丁，太子参、何首乌、龙眼肉放在纱布包扎好。葱白、姜、绍酒、盐等调味品适量。共同放入砂锅内，加水，先用大火煮沸。撇去浮沫，再用小火煨 2 小时，至羊肉烂熟时，捞出药包及葱、姜即可食用。

2. 用于病后体虚、倦怠自汗、饮食减少、口干少津，及阴虚肺燥，咳嗽痰少、失眠多梦　太子参、大米各 50 克。太子参加水煮汤，沸后去渣留汁，加入大米煮粥。早、晚温热服食。

3. 益气养阴、润肺止咳　适用于气阴两虚之咳嗽、气短乏力、口干舌燥、虚烦不寐、食欲不振、大便干结、惊悸不安等病症。小儿用之尤为有效。百子银耳汤：百合、太子参、银耳各 15 克，冰糖适量。将百合、太子参洗净，银耳浸泡去黑蒂，加水适量，共煮汤，水沸 30 分钟后，加入冰糖见溶化即成。佐餐食用。

黄　芪

一、概述

本品为豆科植物蒙古黄芪、膜荚黄芪或多序岩黄芪的干燥根。前两种商品称黄芪，后一种习称红芪。黄芪在《神农本草经》中列为"上品"之药，古名黄耆，很多医书解释为："耆，长也，本品色黄，为补气之长，故名。"清·黄宫绣云："黄耆，为补气诸药之最，是以有耆之称。"《大明日华本草》中说："黄耆，药中补益，呼为羊肉。"故有"羊肉"之名。历史上黄芪均以陇西一带以及山西省所产为优。最著名的是山西沁州绵上所产的黄芪，称之为绵芪。对"绵芪"的解释有两种，一种为"根折之如绵者为好，故名绵芪"，另一种解释是"产绵上者良，故名绵芪"。而宋·苏颂的解释是"黄芪之出绵上者，其皮折之柔如绵，故谓之绵黄芪。"

黄芪味甘，性温，主人脾、肺二经。补气固表，利尿托毒，排脓，敛疮生肌。治气虚乏力、食少、便溏、中气下陷、久泻脱肛、便血崩漏、表虚自汗、气虚水肿、痈疽难溃、久溃不敛、血虚萎黄、内热消渴、慢性肾炎、蛋白尿、糖尿病等症。药店出售的黄芪，是加工切制的饮片，有生黄芪、炙黄芪之分。炙黄芪是用生黄芪加蜂蜜拌炒而成。生黄芪用于治自汗，盗汗，血痹，浮肿，痈疽不溃或溃久不敛。炙用补中益气，治内伤劳倦，脾胃气虚，久泻脱肛，气虚血脱，妇人崩漏带下，及一切气血虚衰之证。

用法与用量：煎汤，每天 10 ~ 15 克，大剂量可用至 30 ~ 60 克。炖服，每次 15 ~ 20 克。

人参、党参、黄芪皆为补气要药。人参大补元气，补气力强；党参补气力平，专补脾肺而益气；黄芪补气力较人参弱，但有升阳举陷之功，并有固表止汗、抗毒生肌、利水消肿之功效，故为补气最常用之药。黄芪轻用（15克以下）具有升血压的作用，重用（30克以上）降血压，升阳益气多炙用，其他方面多生用。

蒙古黄芪中含亚油酸、亚麻酸、黄芪多糖、β-谷甾醇、槲皮素、异鼠李素、鼠李果素，以及微量元素硒、铁、钙、磷、镁等。膜荚黄芪中含糖类、多种氨基酸、蛋白质、黄酮类、胆碱、叶酸、维生素 PP、甜菜碱及淀粉酶等。红芪含有抗微生物活性的成分以及降压的有效成分 γ-氨基丁酸等。

黄芪具有以下药理作用：增强免疫功能作用，黄芪增强机体免疫力的功能可与丙种胎盘球蛋白相媲美；促进机体代谢的作用；强心作用；降血压作用；兴奋造血机能的作用；抗衰老作用，能预防老年性动脉硬化，改善衰老的肺功能，提高超氧化物歧化酶的活性；抗菌、抗病毒作用，黄芪对多种病毒虽不能直接灭活，但却能抑制其致病作用及阻断病毒的自我复制。其他作用，黄芪有镇静、安定、明显止痛作用；有加强学习记忆作用；有抗疲劳、抗缺氧、抗辐射、耐低温、高温作用；有扩张冠脉及全身末梢血管作用；有保护肝脏，防止肝糖元减少，提高肝细胞内能荷值作用；有利尿，抗肾炎、减少尿蛋白作用。此外尚有抗癌作用等。

临床应用于治疗重症肌无力、上睑下垂、胃下垂、直肠脱垂、子宫脱垂、溃疡病、肝炎、胆囊炎、慢性肠炎、血液病、功能性子宫出血、气虚感冒、小儿支气管炎、慢性气管炎、支气管哮喘、慢性风湿性心脏病、冠心病、前列腺肥大、糖尿病、甲亢、高血压等病症。

二、禁忌

黄芪为温性补品，故对热症，即有发烧、咯血、热毒、气滞、便秘等阳亢症候者应忌服，同时应避免在以下情况下使用黄芪：

第一，出血性或缺血性中风急性期。

第二，现代医学认为有脑水肿存在者。

第三，阴虚内热，食积腹胀者不宜服用。

第四，治疗慢性肝炎时用量不宜过大，否则影响转氨酶下降。

第五，若病人多怒，肝气不和者勿服。

另外在妊娠晚期一定注意慎用黄芪，据临床文献报道，在妊娠晚期因用黄芪不当而致过期妊娠，胎儿过大造成难产者甚多，探其原因有三：

一是妊娠晚期胎儿下降直至分娩，是瓜熟蒂落的生理过程，当使用黄芪，如果配伍用益气、升提、固涩之品，就干扰了妊娠晚期"降"的生理规律。

二是据古代医书记载，黄芪有"助气，壮筋骨，长肉补肉"之作用，致使胎儿骨肉发育长势过盛。

三是现代研究表明黄芪有利尿作用，而这种利尿作用持续时间较长，通过利尿，羊水相对减少，以致水少难以行舟，形成产程过长。

三、附方

1. 益气补虚　适用于气虚所致的自汗、盗汗、气短、少寐、高血压、糖尿病等症。黄芪 60 克，当归 12 克，羊肉 1000 克，老酒、食盐、生姜、味精适量。先将羊肉洗净切成小块，加入生姜、食盐等，与黄芪、当归同放入砂锅内煮熟，取出加酒、味精即可食用。每天食用 1 次。春夏季勿食。秋冬季服用最佳。

2.滋阴助阳、补气活血　适用于脑血管意外后遗症,肢体萎废、手足麻木、半身不遂者。黄芪 30 克,大枣 10 枚,当归 10 克,枸杞子 10 克,猪瘦肉 100 克,姜、葱、味精、精盐适量。将 4 味中药入锅,加入瘦猪肉片共炖汤,加精盐、味精、姜、葱调味。每天 1 次,食肉喝汤。有头痛汗出、心烦口苦、动则易怒、腹胀暖气者勿服。

白　术

一、概述

白术为菊科植物白术的干燥根茎。始载于《神农本草经》,列为上品,当时未分苍术与白术,而统称为术。至南北朝时著名医家陶弘景才开始提出术有赤白两种。陶弘景曰:"术乃有两种,白术叶大有毛而作桠,根甜而少膏,可作丸散用;赤术叶细无桠,根小苦而多膏,可作煎用。"不过古时凡言术者,亦多指白术。所以张仲景《伤寒论》诸方,用的皆为白术。到北宋末年寇宗奭才将赤白两种术称作为白术和苍术,至此有了白术、苍术之名。白术主产于浙江的新昌、嵊县、东阳、昌化、仙居等地,为著名"浙八味"之一,新昌白术俗称越州术,远在公元 11 世纪就已生产,素有道地药材之称,白术以个大、体实无空心、断面黄白色、无地上茎者为佳。

白术味苦、甘,性温。入脾、胃经。健脾益气,燥湿利水,止汗安胎,延寿。治脾虚食少,腹胀泄泻,痰饮眩悸,水肿,自汗,胎动不安。

用法与用量: 5 ~ 15 克。

白术根茎含挥发油,其中含草烯、姜黄烯、苍术酮、桉叶醇、棕榈酸、苍术醇等。还含倍半萜内酯化合物苍术内酯和多炔醇类化合物。另含有东莨菪素、果糖、甘露聚糖、多种氨基酸。经研究发现,白术具有以下药理作用:强壮作用,白术能增强网状内皮系统的吞噬功能,在治疗白细胞减少症时,有升高白细胞的作用,并有促进细胞免疫功能、提高机体抗病能力的作用;刺激造血系统,白术能刺激造血系统促进红系造血祖细胞生长,使红细胞和血红蛋白升高,对化疗、放疗所致的白细胞和血小板减少有升高作用;保肝作用;助消化,白术可促进胃肠消化液分泌,有助消化的作用;利尿作用；抗肿瘤；抗衰老，白术有抗氧化作用，能有效减少脂质过氧化作用，从而降低组织脂质过氧化酶含量，避免有害物质对组织细胞结构和功能的破坏，消除自由基；抑菌作用。白术临床应用于：胃肠疾患，用于急慢性胃炎、胃及十二指肠溃疡、胃扩张、胃下垂、胃神经官能症等；用于肾炎水肿、营养不良性水肿、妊娠水肿；用于先兆性流产；治疗妇科手术后便秘、老年性便秘；治疗白细胞减少症。

二、禁忌

白术性温燥，补脾阳而燥湿，素体阳亢阴虚、口燥咽干、干咳带血、久病伤阴少津、湿热邪毒未清、外感热病邪实者均不宜使用。白术如用于热病，温燥助火，会加重热象。气阴两伤者如需用白术，可加养阴润燥药。

使用白术时注意，补脾健胃多用炒白术，健脾止泻常用焦术，利水止汗多用生白术。

三、附方

1. 益脾、健胃、消食　经常随量食用，可增进食欲，治疗食后胃痛、消化不良、泄泻等症。益脾饼：白术30克，干姜6克用纱布包扎与红枣250克共煮1小时，去掉药包，除去枣核，继续以小火煎煮，并把枣肉压拌成枣泥，放冷后与鸡内金细粉15克、面粉500克混匀，加水适量，和成面团，再做成薄饼，以小火烙成饼。

2. 调补气血　适用于气血两虚，面色萎黄，食欲不振，四肢乏力等症。瘦猪肉500克，杂骨500克，洗净；肥母鸡1只（约1500克），去皮及肠杂；然后取炒白术5克、党参5克、茯苓5克、炙甘草2克、熟地5克、白芍5克、当归6克、川芎3克，装入纱布袋中，封口，清水浸泡一下，与鸡、肉、骨、姜葱一起入锅，旺火烧开，撇去浮沫；转文火炖至肉熟，弃药袋及姜、葱，将鸡、肉捞出，稍凉，将肉切成条，鸡切成块，置碗中，倒入原汤，加盐少许调味，即可服用。

3. 清肝解毒、健脾利水　适用于肝癌并腹水、黄疸者。白术田螺兔肉汤：白术10克切片，大田螺20个（清水漂去泥，再用沸水烫死取螺肉），鲜兔肉 300 克，共置入锅内加水适量，文火煮 2 小时，以生姜、胡椒、味精、食盐调味后食用。

4. 用于中老年人脾虚纳呆者　翡翠双菇：白术 45 克，小青菜 16 棵，香菇 30 克，凤尾菇 200 克，花生油、酱油、精盐、白砂糖、淀粉、味精、麻油各适量。将白术煎两次，合并滤液，过滤两遍，冷却。香菇去掉根蒂，洗净，用白术液泡发。小青菜剥去外皮，将头部削成尖圆形状，划上十字刀纹。锅内放油，放菜心煸炒后加汤，放凤尾菇略焖，再加精盐、味精，烧开后即用漏勺把凤尾菇捞出铺垫在盘底，再将小青菜捞出，头部向外，呈放射状夹排在凤尾菇中间，并在菜心捞出后的菜汤中勾上薄芡，浇上麻油，均匀地浇在菜心及凤尾菇上面。另取锅烧热，放素油，将香菇略煸，加酱油、砂糖及少量泡发香菇后的白术液，略焖。待菜心凤尾菇上的芡汁烧好，即在香菇中加味精，待汤汁稠干时淋麻油，取出香菇排放在盘子中央即可。

5. 补中益气、健脾和胃　适用于脾胃虚弱、消化不良、不思饮食、倦怠少气、腹部虚胀、大便泄泻不爽等。白术猪肚粥：白术 30 克，槟榔 10 克，猪肚 1 个，生姜少量，粳米 100 克。洗净猪肚，切成小块，同白术、槟榔、生姜煎煮取汁，去渣，用药汁同米煮粥；猪肚可取出蘸麻油、酱油佐餐。可供早、晚餐温热服食。5 天为 1 个疗程。停 3 天再吃，病愈后即可停服。因槟榔属耗气破气之品，用量不宜过大。

6. 益脾胃、止泄泻　适用于脾胃虚损、泄泻不止等症。对脾虚气证尤为适宜。八仙糕：炒枳实、土炒白术、淮山药、山楂、白茯苓、湘莲子、党参各 5 克，炒陈皮 3 克，糯米粉 600 克，粳米粉 400 克，白糖 100 克。莲子用温水泡后去皮、心，与其他药同放锅内，加水，武火烧沸后转用文火煮 30 分钟去渣取汁。粳米粉、糯米粉、白糖、药汁合匀，揉成面团，做成糕，上笼蒸 30 分钟。作早餐食用。

7. 补脾益气、疏肝止痛　适用于肝郁脾虚型脂肪肝症。白术枣：白术、车前草、郁金各 12 克，红枣 120 克。将白术、车前草、郁金用纱布包，加水与红枣共煮，尽可能使红枣吸干药液，去渣。食红枣。每日食 25 ~ 30 克。

8. 健脾益气、利尿消肿　适用于脾虚水肿、手足俱肿、短气无力、胀闷心烦等症。大豆 500 克，白术 60 克，鲤鱼 500 克。选活鲤鱼 500 克重的一尾，去鳞及内脏，备用。将白术略炒后装入布袋，加适量水，熬煮取药汁约 2000 毫升。将大豆淘洗净后，与鱼同入锅内，加白术药汁，同煮，直至大豆烂熟。先吃鱼饮汁，大豆不时服食之。腹胀者不宜服用。

9. 补胃暖胃、温中止痛　主治虚寒胃痛，身体虚弱者。胡椒猪肚：胡椒 15 克，肉桂 9 克，白术 15 克，葱头 15 克，猪肚 1 个，食盐适量。将猪肚洗净。将药料拌适量盐，填入猪肚中，放入砂锅加适量的水，先用武火煮沸，再用文火炖至猪肚烂熟。空腹时吃猪肚，饮汤。每次 1 小碗，1 天 2 ~ 3 次，5 ~ 7 次为 1 个疗程。

10. 健脾益胃、举气敛中　用于治疗胃下垂。举胃猪肚散：猪肚 1 个，白术 200 克，升麻 100 克，石榴皮 30 克。猪肚整治洗净。3 味药物用清水洗净、浸透，装入猪肚内，两端扎紧，放入大砂锅内，加水浸没，慢火煨至猪肚烂透，捞出，取出药物晒干研末，猪肚则切丝。药末以米汤或温开水送服，每次 5 ~ 10 克，1 天 3 次。肚丝则佐餐适量食之。石榴皮有小毒，故服用本方应注意用量。

甘　草

一、概述

甘草又名粉甘草、粉草、甜甘草、甜草、美草、密草、国老。为豆科植物乌拉尔甘草、光果甘草、胀果甘草的根及根茎。乌拉尔甘草主产内蒙古、甘肃等地；光果甘草，主产欧洲、地中海；胀果甘草，分布于新疆、甘肃。乌拉尔甘草的质量优于光果甘草、胀果甘草。甘草以外皮细紧、色红棕、质坚实、断面色黄白、粉性足、味甜、嚼之纤维少者为佳。

甘草另一个特殊的功效就是"和中解毒"，《药性论》中说甘草可以"治七十二种乳石毒，解一千二百般草木毒"。我们祖先发现的解毒良药，至今仍广为应用，如乌头类中毒，包括川乌、草乌、附子、关白附、一支蒿等，可用甘草、生姜、银花水煎服；天南星科的植物食用中毒，包括天南星、半夏、禹白附，用甘草、生姜、防风煎服；马钱子中毒用甘草、绿豆煎服，皆有良效。

甘草还能消除或减低组织胺、水合氯醛、升汞等的毒性，对河豚毒、蛇毒、白喉毒素、破伤风毒素，也有一定解毒作用。甘草之所以能解毒，主要是甘草的主要成分甘草甜素起的作用。甘草甜素的分子结构为两个葡萄糖醛酸和一个甘草次酸所组成，甘草甜素的葡萄糖醛酸在人体内游离后，可与含有羟基或羧基的有毒草物质相结合，生成无毒物质而排出体外，从而起到解毒作用。甘草甜素的解毒机理与活性炭十分相似，对毒素有吸附作用。而且甘草甜素的用量与毒物的吸附率成正比，当甘草甜素的剂量增加时，其吸附作用也相应增强。另外，甘草可增加肝脏的解毒功能。

甘草味甘，性平。归脾、胃、肺、心经。益气补中，缓急止痛，润肺止咳，泻火解毒，调和诸药。主治心、肺、脾、胃气虚，热毒等症，表现为四肢倦怠，食少便溏，面黄肌瘦，心悸气短，脏躁，咳嗽气喘，脘腹或四肢挛急疼痛，咽喉肿痛，痈疽疮毒，食物及药物中毒。

用法与用量：煎汤，2～6克，调和诸药用量宜小，作为主要用量宜稍大，可用10克左右，用于中毒抢救，用量应更大，可用30～60克；研末，入丸、散，1～3克。

甘草生用则通，炙用则补。生甘草以清火解毒见长，炙甘草则以补中益气较胜。治疮痈肿毒，外感，肺有实邪咳嗽，解其他药物和食物中毒，宜用生甘草；治中焦气虚、心气不足、肺虚咳嗽等症，并与补药同用或用于调和药性时，则宜用炙甘草。

甘草的主要化学成分：含甘草甜素，为甘草酸的铵、钾和钙盐，是甘草的甜味成分，甜味约为蔗糖的50倍。甘草甜素是一种三萜皂甙，水溶液有起泡性，但无溶血作用。甘草酸水解后产生一分子的甘草次酸和二分子的葡萄糖醛酸。甘草次酸则有溶血作用。尚含多种黄酮类化合物，如甘草素、异甘草素、甘草甙、异甘草甙、新甘草甙等。此外，还有苦味质（大多存在于木栓细胞中）、树脂及天冬酰胺、甘露醇等。近年来发现一种具有抗溃疡作用的 FM100 及甘草酮 II 和具有免疫抑制作用的 Lx。

甘草的药理作用较为广泛，包括：非特异性的免疫增强和类似肾上腺盐皮质激素去氧皮质酮作用；镇咳祛痰、镇静、抗炎、抗菌、抗变态反应、抗病毒、抗过敏作用；对多种药物和毒物有解毒作用；有使水、钠潴留、血压升高、排钾增多作用；抗消化道溃疡、保肝、利胆、促进胰液分泌作用；降血脂作用；抗癌作用。

甘草临床应用于治疗以下疾患：急慢性胃炎、胃下垂、胃与十二指肠溃疡、病毒性肝炎、阿狄森氏病、席汉氏综合征、尿崩症、咽喉炎、气管炎、支气管炎、化脓性炎症、冻伤、疱疹性角膜炎、角膜结膜炎、束状角膜炎、疟疾、心律失常、紫癜，还可用于有机磷中毒，铅中毒，食物中毒的解毒等。

二、禁忌

第一，长期服用本品，可出现水肿、血压升高、钠潴留、血钾降低、四肢无力、痉挛麻木、头晕、头痛、食欲减退等不良反应，故不宜长期、大量服用甘草。

第二，各种水肿、肾病、高血压、充血性心力衰竭患者，均应慎用甘草。

第三，甘草禁用于醛固酮增多症、低血钾症患者。

第四，一般不能与甘遂、大戟、芫花、海藻等药合用。甘草与常山同用，易引起呕吐，应加注意。

三、附方

1. 铅中毒　用生甘草 9 克，杏仁（去皮、尖）12 克。上二味同煎服，每天 2 次，可连服 3～5 天。

2. 益气宁心安神　适用于妇女脏躁，表现精神恍惚，时常悲伤欲哭，不能自持或失眠盗汗，舌红少苔，脉细而数等症。甘麦大枣粥：小麦 50 克，大枣 10 克，甘草 15 克。先煎甘草去渣取汁，后入小麦及大枣为粥，空腹食，每天 2 次。

3. 补中益气、清热解毒、祛痰止咳　用于咽喉肿痛，咳嗽，脾胃虚弱者食用。虎皮鱼块：草鱼中段 250 克，豆腐衣 4 张，甘草 10 克，植物油 50 克，黄酒、酱油、白糖、精盐、味精、葱花、姜末、水淀粉、鲜汤各适量。将草鱼去鱼骨，用黄酒、精盐、酱油、白糖、葱花、姜末腌半小时；豆腐皮每张一开四，用少许水抹湿后，在每一小张豆腐皮上包一块鱼块，要尽量包严包紧。把甘草下锅加清水适量，大火烧开转小中煎至汤汁收浓时，捞出甘草，药汁待用。炒锅烧热后加入植物油，待油烧至五成热时，把鱼块放入油锅内翻炸片刻，捞出沥油。锅内留底油少许，下葱花爆香后，放入鱼块，加酱油、白糖、黄酒、甘草汁及适量鲜汤烧开后，用中火焖烧4分钟，加味精调味后，转大火收浓汤汁，淋入水淀粉，将鱼块翻动包上芡汁即可。

补阳药

鹿 茸

一、概述

鹿茸为鹿科动物梅花鹿及马鹿的雄鹿未骨化而密生茸毛的幼角。梅花鹿茸主产于东北长白山区，吉林通化、长春，辽宁西丰、盖县（盖州市）、营口及北京、天津等地，多为饲养。马鹿茸主产于东北长白山区、大兴安岭，内蒙古大青山区，甘肃祁连山、甘南自治州及西藏、青海、新疆伊犁等地，野生和饲养均有。因产地不同，商品性状有别，商品经营上把产于西北地区者称为"西马茸"，产于东北地区的称为"东马茸"，产于新疆的称"新疆马茸"。鹿茸始载于《神农本草经》，列为中品，为传统的补肾壮阳佳品，功效卓著。据传说，清代咸丰皇帝早年宠爱慈禧，后又钟情于丽妃，为使精力旺盛，就在承德山庄鹿苑中养了大批的东北梅花鹿，每年冬春两季取鹿血饮之，夏秋两季将鹿茸研末，放入稀饭中餐餐服用。又传袁世凯晚年也仿效咸丰皇帝之法，每餐二尾洪河鲫，或一尾黄河鲤，外加馒头一个，麦粉或小米粉米糊一碗，鹿茸伴食之，也作为春宫阳药使用。

还有一种为带血茸，是指鹿血保留在茸体内进行干燥后的鹿茸。主要是适应于出口的要求，因海外华人认为保存茸血的色素和茸血的茸是质优品，比排血茸的质量要好。加工方法为：用干面粉堵住锯口的血管，并用烙铁烫之，起到止血作用，然后再采用煮炸、烘烤或远外干燥等方法使之干燥。

我们日常选购的鹿茸为鹿茸片或鹿茸粉，其切制炮制的方法为：鹿茸片，取鹿茸，燎去茸毛，刮净，以布带缠绕茸体，自锯口面小孔灌入热白酒，并不断添酒，至润透或灌酒稍蒸，横切薄片，压平，干燥。鹿茸粉，取鹿茸，燎去茸毛，刮净，劈成碎块，研成细粉。

鹿茸味甘、咸，性温。归肝、肾经。壮肾阳，益精血，托疮毒。主治肾阳虚衰，阳痿滑精，宫冷不孕，虚劳羸瘦，神疲畏寒，眩晕，耳鸣耳聋，腰背酸痛，筋骨痿软，小儿五迟（站立，行走，长发、出齿、言语发育迟慢），女人崩漏带下，阴疽不溃不敛。

用法与用量：研粉冲服，每次 1～3 克，每天 3 次。浸酒，适量服，每次 3～6 克。

自古便有"鹿身百宝"之说，除鹿茸外，鹿角、鹿角胶、鹿角霜、鹿血、鹿肉、鹿肾、鹿尾、鹿筋、鹿胎、鹿骨等，均可作为药用，且效果亦佳。

1.*鹿角*　为梅花鹿和各种雄鹿已成长骨化的角。味咸，性温。归肝、肾经。功能补肾助阳，兼有活血散瘀消肿之功。可治疮疡肿毒、乳痈、瘀血作痛及腰脊筋骨疼痛等证。李时珍在《本草纲目》中说："鹿角，生用则散热行血，消肿辟邪；熟用益肾补虚，强精活血。"因为鹿角温补肝肾、强健筋骨的力量逊于茸，所以，对于一般的肾虚轻症可以代替鹿茸使用。内服或外敷均可。用量：每天 5～10 克，水煎服或研末服。外用磨汁涂或研末敷。阴虚火旺者忌服。

2.*鹿角胶*　为鹿角煎熬浓缩而成的胶状物。味甘、咸、性温。归肝、肾经。益精血，并有良好的止血作用。适用于肾阳不足，精血亏虚，虚劳羸瘦，吐、衄、崩、漏、尿血之偏于虚寒，或阴疽内陷等证。古代医家把鹿角胶视为延年益寿之珍品，诸如《百一选方》的斑龙丸、《医学正传》的鹿角胶丸等强身延年方药，都以鹿角胶为主要药物。鹿角胶补肾之功，虽逊于鹿茸，但胜于鹿角，不失为良好的滋补佳品。用量：5～10 克。用开水或黄酒加温烊化服。阴虚火旺者忌服。

3.*鹿角霜*　为鹿角熬膏后所存残渣。功能益肾助阳，补力虽弱，但不滋腻，且有收敛作用。可治肾阳不足，脾胃虚寒、呕吐、食少便溏、妇女子宫虚冷、崩漏、带下等症。外用对创伤出血、疮疡多黄水或久不愈合，有收敛止血敛疮的功效。用量：10～15 克。外用适量，阴虚火旺者忌服。

4.*鹿血*　鹿血为鹿科动物梅花鹿或马鹿的血。宰鹿时取血，风干成紫色片状即成。味甘、咸、性温，功用补虚和血。主治虚损腰痛、心悸、失眠、肺痿吐血、崩漏、带下等。用量：每次 3 ~ 6 克，内服。

鹿茸的主要化学成分：含脑素约 1.25%，并含少量雌酮、PGE_2 等多种前列腺素、多种氨基酸，以及骨质、骨胶、脂类、蛋白质等。鹿茸提取物还含有游离胆甾醇、神经酰胺磷脂类（卵磷脂和溶血卵磷脂、鞘磷脂）、糖脂类。另从鹿茸中提得酸性黏多糖，其中含有氨基半乳糖和糖醛酸。鹿茸尚含多胺类化合物，如腐胺、尸胺和精胺，这是一类含有两个或两个以上氨基和亚氨基的长链脂肪族化合物，具有刺激 RNA 和蛋白质合成的作用。

鹿茸的主要药理作用：强壮作用，鹿茸精能增强机体工作能力，加速消除疲劳，改善食欲和睡眠，调整中枢神经功能；增强免疫功能，鹿茸有促进健康人淋巴细胞转化的作用，可成为免疫促进剂；刺激造血系统，可促进血红蛋白、网织红细胞新生，数目增加；鹿茸有性激素样作用，可促进男女性腺机能，促进精液生成与分泌，改善性功能；鹿茸能兴奋子宫，提高子宫张力，增强其节律性收缩；增强胃肠功能，鹿茸能促进胃肠的蠕动与分泌功能，从而达到增进食欲作用；抗溃疡；强心、抗心律失常、降压；扩冠、耐缺氧；鹿茸能增强肾脏的利尿功能。尚能促进生长发育，促进溃疡与创口的愈合，并能促进骨折愈合。

临床应用于治疗性功能减退、神经衰弱、贫血、小儿发育不良、功能性子宫出血、化脓性感染等。

二、禁忌

有些人进补鹿茸后，会出现"上火""出血"等现象，究其原因，大多是服用不当造成的。服用鹿茸必须注意以下事项：

第一，无论外感风寒，还是外感风热，切忌服用鹿茸。

第二，临床见有干咳少痰、咯血、烦躁、唇赤舌绛、舌面光剥或干裂、津少口渴、两眼干涩昏花、午后潮热、两颧发红、盗汗、手足心热、脉象细数等症，均为肾阴不足，虚火旺盛所致，属于虚热证，不可服用鹿茸。轻者加剧病情，重者险证迭起。

第三，高热烦渴、目赤肿痛、痰黄、吐血、衄血、尿血、热毒疔疮痈疽、口苦、大便秘结、小便黄赤、脉象弦数洪大者，均为内有实火所致，禁用鹿茸。

第四，阴虚阳亢、血分有热，表现为出血症状者，胃火盛者表现为口舌生疮，泛吐酸水等，禁服。

第五，急性循环障碍及传染病高烧者忌用。

第六，凡高血压、肝炎及肝功能不全等病，属于阴虚火旺或内有实火者，必须遵循医嘱，慎重服用，不可自行选用。

第七，服用鹿茸时最好不要喝茶、吃萝卜，尽量不要服用含莱菔子、谷芽、麦芽和山楂等中药，因其会不同程度地削弱鹿茸的药力。

第八，服用本品宜从小剂量开始，缓缓增加，不宜骤用大量。

三、附方

1. 补肾阳、益精血、强筋骨　治男子阳痿、女子虚寒白带、腰膝酸疼、体倦乏力等症。鹿茸片12克，人参10克，黄芪50克，川芎12克，玉桂3克，杜仲25克，牛膝10克，50度白米酒5升。将上述诸药共浸入酒中，密封放置30天后即成。每次服用10～20毫升。

2. 助阳补虚　治不思饮食、面色无华、腰膝无力、畏寒肢冷、不育不孕等症。鹿茸15克，山药30克，白酒500克。将两药浸入白酒中，7天后即可饮用，酒饮完后可再添酒。每次半盅，每天3次。

3. 温肾壮阳、填精补血　适用于阳痿、头晕耳鸣、精神萎靡、畏寒肢冷。鹿茸酒：鹿茸15克，干山药30克，沙苑子15克，优质白酒500毫升，将鹿茸、山药研成粗末，与沙苑子一起装入绢袋内，扎紧袋口，置于瓷坛中，加入白酒，密封坛口。每天振摇1次，浸泡7天以上，每次饮用20毫升，1天2次。

淫羊藿

一、概述

本品为小檗科多年生直立草本植物淫羊藿、箭叶淫羊藿、柔毛淫羊藿、巫山淫羊藿、朝鲜淫羊藿的干燥地上部分。南北朝时的名医陶弘景听牧羊人说，羊啃吃一种小草之后，发情的次数增加，公羊的阳具勃起不衰，与母羊交配的次数明显增多，且时间延长。经实地考察，确认该草有壮阳作用，因能使羊的淫性增加，故命名为淫羊藿。淫羊藿药材的商品规格，因其来源不同分为大叶淫羊藿（淫羊藿）、小叶淫羊藿（朝鲜淫羊藿）、箭叶淫羊藿三种。以梗少、叶多，色黄绿、不碎者为佳，其中以西北所产小叶淫羊藿质量最佳。

淫羊藿味辛、甘，性温。归肝、肾经。补肾壮阳，强筋健骨，祛风除湿。主治阳痿遗精、虚冷不育、尿频失禁、肾虚喘咳、腰膝酸软、风湿痹痛、半身不遂、四肢不仁等。

用法与用量：煎汤，每日 3~9 克，大剂量可用至 15 克。亦入丸、散剂。浸酒、熬膏。

淫羊藿的叶和茎中含淫羊藿甙，水解生成淫羊藿甙元及一分子鼠李糖和一分子的葡萄糖。根与根茎含去氧甲基淫羊藿甙、木兰花碱。箭叶淫羊藿全草含淫羊藿素、淫羊藿甙、皂甙、苦味质、鞣质，此外尚含挥发油、蜡醇、三十一烷、植物甾醇、软脂酸、油酸、亚油酸。根及根茎含去氧甲基淫羊藿甙、木兰花碱。

淫羊藿的药理作用：激性作用，口服本品制剂能促进男女性腺机能；增强免疫功能，淫羊藿可提高肾虚病人的淋巴细胞转化率；促进 DNA 的生物合成，能显著提高 DNA 的合成率；扩冠、调节心律；降压、利尿；镇咳、祛痰、平喘；抗炎、抗菌、抗病毒；降血糖；淫羊藿能抑制唾液腺分泌，并有维生素 E 样作用；抗癌作用。

淫羊藿临床应用于治疗以下病症：不育症、性功能衰弱、遗尿症、小儿麻痹症、风湿性关节炎、腰腿痛、慢性气管—支气管炎、高血压病、冠心病心绞痛、病毒性心肌炎、再生障碍性贫血、白细胞减少症、神经衰弱、慢性肝炎等。

二、禁忌

本品燥烈，易于动火劫阴，非虚寒体质者及里实热证、阳热亢盛、阴虚火旺、相火妄动等证均不宜使用。虚阳易举、梦遗不止、便赤口干、强阳不痿者忌服。

三、附方

1. 增加记忆力，活跃脑细胞，强精健体　川汤肉圆：淫羊藿 15 克，夹心猪肉 300 克，菠菜 250 克，精盐，味精，黄酒，葱花各适量。将淫羊藿用 3 杯清水，文火煎至 1 杯量时，用纱布滤过，留药汁备用。夹心肉洗净后切成小丁，再斩成肉糜，放入容器内，加入精盐，味精，黄酒和葱花及少许水，顺同一方向不断搅拌至上劲即可。菠菜拣去杂质，洗净后沥水待用。砂锅内放入清水 1500 克，上火烧热后，倒入煎好的药汁再将拌好的肉糜挤成直径约 2 厘米的肉圆，用调羹刮起放入汤内，待肉圆全部做好后，将汤煮开，放入精盐，菠菜烧至二沸时，加味精调味，撒上些葱花，即可食用。

2. 补肾养阴　可用于青春期发育延迟。仙灵脾 10 克，桑椹子 10 克，山药 30 克，乌骨鸡 1 只（约 750 克左右）。乌骨鸡去毛及内脏，洗净，山药置于鸡腹，仙灵脾、桑椹子用纱布包好浸湿后置入鸡腹，加水适量，同蒸熟烂，取出纱布药渣拧干汁，然后加适量调味品稍蒸即成。分 2～3 天吃完，每周吃 1 次，每月吃 4 只鸡即可。

巴戟天

一、概述

巴戟天为茜草科多年生藤本植物巴戟天的根。因此物以巴蜀产者为佳，且能够戟刺天宦阴痿之人，使之阳兴有嗣，故名巴戟天。古时将男子患不育症者归纳为五类，即天、漏、犍、怯、变。天，即谓天宦，泛指男子性发育不全，阳绝不兴，子嗣难成者。这也足见巴戟天补肾助阳功力的雄厚。巴戟天干燥的根呈扁圆形或圆柱形，表面灰褐，有粗而不深的纵皱纹及深陷的凹纹，甚至皮部断裂，露出木部，形成 1～3 厘米的小节，状如鸡肠，因其有祛风功能，故土名"鸡肠风"。巴戟天采挖后，洗净泥，除去须根，晒干，再经蒸透，除去木心者，称"巴戟肉"。

巴戟天味辛、甘，性微温。归肝、肾经。补肾助阳，强筋壮骨，祛风除湿。主治肾虚阳痿，遗精早泄，少腹冷痛，小便不禁，宫冷不孕，风寒湿痹，腰膝酸软，风湿脚气。

用法与用量：每天6～15克，分2次服。入丸、散剂，适量。浸酒服或熬膏。

巴戟天的化学成分主要为糖类，尤其是还原糖及其甙，还有黄酮、甾体、三萜、氨基酸、有机酸，及微量蒽醌类成分，尚含维生素C、树脂和环烯醚萜甙等。

药理研究表明，巴戟天能促进男、女性腺机能，对阳虚患者有雄激素样作用。巴戟天能刺激造血系统，增加红细胞和血红蛋白，并具有促肾上腺皮质激素样作用。巴戟天含有大量锰元素，它可改善机体对铜的利用，因而可调整体内的锌、铜比值，根据冠心病病因的锌、铜比值假说，巴戟天可能有降低胆固醇，防治冠心病的作用。药理实验还证明巴戟天具有强壮筋骨、抑菌、镇静、催眠、降血压等作用。

巴戟天在临床上主要应用于治疗性功能减退，肾虚所致的腰膝酸软、下肢疼痛，肝肾不足所致的筋骨痿软、行步艰难，儿童肾病综合征呈柯氏证候群患者。

二、禁忌

巴戟天温热壮阳，有热象者不宜使用。如里实热证、阴虚火旺、外感热病、肠燥津枯、口干舌燥等。这些病证使用本品会加重热象。民间有用巴戟天泡酒强壮身体的习惯，使用时应注意身体的机能状况。属虚寒型服用可补益身体，属实热、虚热体质者服用对身体不利。

三、附方

1.温补肾阳、兼补肾精 适用于精子成活率低所致的不育症。巴戟天、菟丝子各15克，肉苁蓉、肉桂各10克，狗鞭20克，羊肉100克，葱、姜、料酒、精盐、味精各适量。先将狗鞭温水发透，羊肉切片。诸药用纱布包好，同狗鞭、羊肉共煮至熟，加葱、姜、料酒、精盐再炖10分钟，加味精调味。食狗鞭、羊肉，肉汤另服。隔天1剂，连用数剂。

2. **补肾逐寒、祛风除湿**　适用于肥大性关节炎、腰肌劳损、风湿性坐骨神经痛等属于肾阳不足、风寒湿痹阻者，症见腰膝冷痛或软弱无力，劳累则加重，休息后减轻，步履乏力，舌淡胖苔白腻，脉沉迟。巴戟狗肉汤：狗肉（狗骨并用）250 克，巴戟 10 克，肉桂 3 克，生姜适量。将狗肉洗净，斩块；巴戟洗净，生姜洗净、捣烂。起油锅，下生姜和狗肉，煎炒至狗肉皮变为赤色为度，铲起，放入瓦锅内，加入巴戟、肉桂、清水适量，文火煮 2 小时，至狗肉熟烂为度，调味即可。随量饮用。

核桃仁

一、概述

核桃，又称胡桃、羌桃、万岁桃等，维吾尔人称其为洋可克。为胡桃科落叶乔木胡桃的果实。原产于地中海沿岸和我国的新疆地区，现今在天山西部伊犁地区，还残存着成片的野生核桃林。

核桃是木本油料植物，其果仁含有脂肪 70% 左右，出油率高达 50%，有"木本油料王"之称。核桃油芳香可口，是优良的食用油，同时也是制造高级油漆、油墨、化学墨汁的重要原料。核桃与腰果、扁桃、榛子号称世界著名的四大干果。核桃居世界坚果类干果产量的第一位。盛产核桃的国家很多，其中美国产量居各国之首，我国占第二位。核桃的品种较多，据资料统计，全世界约有250多种，一般分为绵桃、夹桃、铁桃三大类。铁桃没有食用价值，夹桃出仁率较低，供食用者以绵桃为主。我国核桃主产地在河北、山西、山东等省，以河北产量最大，山西所产品质量最佳，主要优良品种有：山西汾阳的光皮绵核桃，特点是仁大壳薄，表面光滑；河北昌黎的露仁核桃，壳薄种仁外露，脱仁方便，新疆库车的纸皮核桃，壳薄如纸，取仁甚易。我国最著名的品种，要数河北卢龙县石门村的"石门核桃"，其特点是纹细、皮薄，口味香甜，出仁率在 50% 上下，其出油率高达 70% 以上，名冠世界各国。

核桃作为药用，始于唐代。孟诜在《食疗本草》中说，核桃"通经脉，润血脉，黑须发，常服骨肉细腻光润"。《医学衷中参西录》云："胡桃为滋补肝肾，强筋健骨之要药。故善治腰疼脚痛，一切筋骨疼痛。为其能补肾，故能固齿牙，乌须发，治虚劳咳嗽，气不归元，下焦虚寒，小便频数，女子崩带诸证。"核桃自古还被视为补脑益智的营养品，因为核桃仁的外形很像人的大脑，民间有"以形补形"的说法。据说，晚清军机大臣李鸿章曾向荷兰公使推荐核桃酪，治好了公使的失眠症。从医学上讲，大脑的构成50%左右是脑中脂质，主要是磷脂、糖脂和胆固醇。构成大脑的脂质，至少有40%以上的成分，人自身不能制造，必须从食物中摄取，而核桃的脂肪中所含丰富而优质的不饱和脂肪酸，特别是占70%以上的亚油酸和占11.4%的亚麻酸，极适合人大脑的需要。它能迅速改善人的智力，尤其是儿童的智力。所以核桃又有"智力神""长寿果"的美称。

核桃味甘、涩，性温。归肾、肝、肺经。补肾益精，温肺定喘，润肠通便。主治腰痛脚弱、尿频、遗尿、阳痿、遗精、久咳喘、肠燥便秘，石淋及疮疡瘰疬。

用法与用量：煎汤，9～15克。单味嚼服，10～30克。

核桃营养价值丰富，1000克核桃仁相当于9000毫升牛奶或5000克鸡蛋或3000克猪肉的营养价值。核桃产生的热能，是粳米或白面的2倍，25克核桃提供的热能相当于1个鸡蛋加25克白糖。无怪乎唐代《本草拾遗》中说："食之令人肥健"。核桃含有蛋白质、脂肪、糖类、钙、磷、铁、锌、锰和维生素A、B族维生素、维生素C、尼克酸、维生素E、胡萝卜素等成分。核桃的蛋白质中含有对人体极为重要的赖氨酸。核桃的脂肪主要成分是亚油酸、亚麻酸等不饱和脂肪酸。核桃还含有丰富的磷脂。

核桃的药理作用：镇咳、平喘作用，核桃仁能对抗组织胺引起的支气管平滑肌痉挛，有镇咳作用；泻下作用，核桃仁含丰富的油脂，有润肠通便功能；防癌抗癌作用；健脑作用；延缓衰老作用；美容美发功能。

核桃仁临床应用于治疗骨质增生、慢性心力衰竭、慢性支气管炎、便秘、膀胱结石、皮炎、湿疹等。

二、禁忌

第一，痰火积热，阴虚火旺及大便溏泄者禁服。

第二，核桃仁忌与野鸭、雉肉同食。不可与浓茶同服。

第三，一次食用核桃仁不可过多，否则能引起恶心，吐酸水。

三、附方

1. 补脾益肾　适用于阳痿、滑精、小儿疳积、胃下垂等症。核桃炖蚕蛹：核桃肉 150 克，蚕蛹（略炒过）50 克。将核桃肉与蚕蛹同放瓦盅中，隔水炖熟。隔天 1 次。

2. 补肾壮阳　适用于肾虚阳痿、腰膝冷痛、遗精梦泄、尿频、带下等症。核桃仁 60 克，韭菜 150 克，芝麻油、食盐少许。将韭菜洗净切段，备用。核桃仁放入芝麻油锅内炸黄，再加入韭菜和食盐，翻炒至熟。佐膳食。酒后及热病后忌食。

3. 润肺益肾、平肝明目、滑肠润燥、通利血脉　对头晕目眩，头胀头痛，肺虚咳嗽，高血压、高血脂症、大便燥结均有疗效。核桃仁 125 克，山楂 60 克，菊花 20 克，白糖 100 克。将核桃仁洗净后用石磨磨成浆汁，倒人瓷盆中，加清水稀释调匀待用。山楂、菊花洗净后，水煎 2 次，去渣合汁 1000 毫升。将山楂菊花汁同核桃浆汁一块倒入锅中，加白糖搅匀，置火上烧至微沸即成。代茶频饮。

冬虫夏草

一、概述

冬虫夏草别名：冬虫草、虫草等。藏语叫"雅扎贡布"，雅是夏，扎是草，贡是冬，布是虫，合起来是"夏草冬虫"。为麦角菌科真菌冬虫夏草寄生蝙蝠蛾幼虫上的子座及幼虫尸体的复合体。均为野生，多生长于海拔 3000 ~ 4000 米高山草甸区的土层中。冬虫夏草是一种虫与菌的结合体。科学工作者通过长期野外观察，发现了其形成的过程。夏季，当冬虫夏草菌的子囊孢子成熟后，便散落在土壤中，到了冬季这些孢子如遇到蛰居在土壤中过冬的蝙蝠蛾幼虫，就进入幼虫体中，萌发成菌丝体，吸收着幼虫体内的营养而生活，直至充满全部幼虫体，致使幼虫死亡而成为菌核。这时从表面上看蝙蝠蛾还像一条虫子，但实际上已成为一具僵尸。翌年夏季，这些真菌便从幼虫尸体的头部顶出来，成为一条真菌子座伸出土壤外面，细长如棒状，上部膨大，表面为深棕色，这就是冬虫夏草。夏至前后采挖，此时积雪尚未溶化，子座多露于雪面，容易找到。过迟则积雪溶化，杂草丛生，不易寻找，且土虫的虫体枯萎，不适合药用。我国的冬虫夏草主产于四川西北部，青海，甘肃，西藏和云南。以身干、枝粗、虫身色黄发亮、丰满肥壮、断面类白色、子座短、味香者为佳。

冬虫夏草味甘，性温。归肺、肾经。补肺益肾、止血化痰。治久咳虚喘、劳嗽咯血、阳痿遗精、腰膝酸痛。

用法与用量：煎汤 5 ~ 10 克。

冬虫夏草含有粗蛋白、氨基酸、D-甘露醇、虫草菌素、麦角甾醇、半乳甘露聚糖等。近年来又分离出尿嘧啶、腺嘌呤、腺嘌呤核苷、蕈糖、软脂酸、甾醇软脂酸脂、麦角甾醇过氧化物 7 个新成分。

药理作用研究提示，冬虫夏草有雄性激素样作用，能增强调节免疫功能。还有抗炎、升白细胞及血小板、镇静、催眠、松弛平滑肌、平喘、抑菌作用。另外对小鼠艾氏腹水癌有抑制作用，可以降低血清胆固醇，治疗蛋白尿。

临床应用于治疗性功能低下、慢性支气管炎、肺结核等。也用于病后虚弱、神疲食少、肾炎蛋白尿等。

二、禁忌

阴虚火旺者不宜单独食用冬虫夏草，有表邪者（即恶寒者）慎用。

三、附方

1.补虚损、益肺肾、止喘咳　主治久咳虚喘、劳嗽痰血、阳痿、遗精、腰膝酸痛、病后体虚等。冬虫夏草 10 枚，老雄鸭 1 只，盐、葱、姜少许。先将鸭子处理干净，放入砂锅内，加虫草、盐、葱、姜及适量水，以小火煨炖至熟烂，即可食用。分次酌量服用。有表邪者忌用，阴虚阳亢者慎用。

2. 补益肺肾、生精填髓　适用于腰膝酸软，步履无力，虚劳咳嗽、气喘心悸等。虫草浸酒：虫草 10 枚，白酒 1000 毫升，两者密封浸泡 12 天后饮用，每次 20 ~ 30 毫升，1 天 2 次。

3. 治疗神经衰弱　取冬虫夏草 10 克，猪脑 1 个，细盐、黄酒各适量。将冬虫夏草洗净，滤干，备用；猪脑洗净，挑去血筋，最好保持全脑不破碎，备用。将冬虫夏草、全副猪脑放入磁盆内，加黄酒 1 勺，冷水 2 勺，细盐少许，撒在猪脑上面。磁盆不加盖，让水蒸气进入，隔水蒸 1 小时，离火。先饮汁水，2 次分服，上午 1 次，临睡前 1 次。猪脑佐膳食。

菟丝子

一、概述

菟丝子为旋花科植物菟丝子的种子。始载于《神农本草经》，"主续绝伤，补不足，益气力，肥健，汁去面黑，久服明目，轻身延年"。因其性平，历代医家认为，菟丝子补肾养肝，温脾助胃，且补而不峻，温而不燥，实为平补阴阳的一味良药。菟丝子味辛、甘、性平。归肝、肾、脾经。具有补益肾精，养肝明目，固胎止泄的功效。主治腰膝酸痛、遗精、阳痿、早泄、不育、消渴、淋浊、遗尿、目昏耳鸣、胎动不安、流产及泄泻。

用法与用量：煎汤，每剂 6 ~ 15 克。入丸、散，3 ~ 6 克。

菟丝子的生用与炙用有所不同。生用时，它主要用于治疗眼目昏暗，大便泄泻等；炙用时，主要用于治疗阳痿、早泄、遗精、白浊、滑胎等症。

菟丝子含槲皮素、紫云英甙、金丝桃甙及槲皮素 –O– β –D– 半乳糖 –7– O– β – 葡萄糖甙等成分。

药理实验认为，菟丝子有一定的增强免疫力的作用，可增强性腺功能，可以收缩子宫、松弛肠道平滑肌，并能强心、降压、抑菌。菟丝子能扩张冠状动脉，增加冠脉血流量。恢复肾功能，消除蛋白尿。尚能缩小脾容积。还有抗利尿作用。

菟丝子在临床上应用于治疗性功能低下、肾虚腰痛、肝肾不足之两目昏花、慢性肠炎、白癜风、肝肾不足之先兆流产、乳糜尿、尿糜血尿、带状疱疹等。

二、禁忌

本品为平补之药，但仍偏补阳，故阴虚火旺、大便燥结，小便短赤者不宜服用。

三、附方

1.补肾益精、养肝明目　治阳痿、遗精、早泄、耳鸣耳聋、带下病等。菟丝子 30 克（新鲜者可用 60 ~ 100 克），粳米 100 克，白糖适量。先将菟丝子洗净后捣碎，加水煎汁，去渣后，入米煮粥，粥将成时加入白糖，稍煮即可。每天 1 次，连服数周。

2.补肾益精、安神强体　治男女性功能减退、夜寐不安等病症。菟丝子笋饭：菟丝子 15 克，竹笋 250 克，白米、酱油、酒各适量。白米煮饭。菟丝子入锅内，加水 2 杯，以弱火煎 1 小时左右，去渣取汁，竹笋切碎，与菟丝子汁共同下锅，加水、酱油、酒，待笋煮熟即成。将此汤浇入饭里，并拌和即可食用。佐餐服用。

3.温肾止遗　适用于脾肾亏虚，阳气不足之带下清稀，产后余沥，性欲淡漠，手足不温，头晕心悸，子宫脱垂，虚寒痛经，月经滞后，经来淋漓不断，小便频数，白带量多，腰膝酸软等。韭菟子鸡：韭菜子、菟丝子各 10 克（布包），雄鸡 1 只，调味品适量，将雄鸡去毛杂，切片，洗净，加食盐、料酒、葱、姜、椒、清水适量及药包，同炖熟后，去药渣，调味服食。

肉苁蓉

一、概述

本品为列当科植物肉苁蓉的干燥带鳞片的肉质茎。肉苁蓉入药较早，距今已有二千多年的历史，《神农本草经》中列为"上品"之药，本品补而不峻，"有从容之号，从容和缓之貌"，故名肉苁蓉。另有大芸、金笋、地精、碧水龙之称。又因它色黑质润入肾，填精补髓，精足则气充，所以又名"黑司令"。主产内蒙古、甘肃、新疆、青海等地。春、秋两季均可采收，以3～5月间采收者为佳，过时则中空。

肉苁蓉味甘、咸、性温。归肾、大肠经。补肾阳、益精血、润肠通便。治腰膝酸软，阳痿，女子不孕，肠燥便秘。

用量：6～9克。

历代均认为肉苁蓉是味补肾抗衰老的良药，自《神农本草经》起即有记述，说它能"养五脏，益精气，久服轻身"。唐代名医甄权亦云："肉苁蓉益髓，悦颜色，延年。"还有医家称之为滋肾补精血之要药，久服则肥健而轻身。古代产肉苁蓉地区的老百姓，还把它当食品食用，"刮去鳞甲，经酒净洗去黑汁，合山药、羊肉作羹，极美好，益人，食之胜服补药"。在明代以前，许多医生都不了解肉苁蓉还有润肠通便的功效，明代著名医家缪希雍在临床治疗中发现肉苁蓉有润肠的作用，并为后世医家所采用。

肉苁蓉含有糖、脂肪、酶、列当素、生物碱、甙类、有机酸等成分。药理实验表明，肉苁蓉具有促进代谢、增强免疫功能、助消化、降压、止血等作用。临床应用于治疗性功能衰弱、便秘、白细胞减少症、高血压病、慢性胃炎等。

二、禁忌

肉苁蓉入药安全性好，临床未见中毒的报道，是常用的补阳之品。

肉苁蓉性温助阳，凡属阴虚火旺、阳热亢盛、阳强而精不固、外感热病者均不宜使用。肉苁蓉能滑肠通便，宜用于体弱年老、气血亏乏、津少肠燥的大便秘结。如用于阳明腑实证、里实热证或大便溏泄等均属不对证。

三、附方

1. 补肾益精、润燥滑肠、消除疲劳　常食能强化脏腑功能，使精力充沛及延年益寿。男子常食能增强性功能。肉苁蓉豆豉汤。干豆豉200克，萝卜100克，肉苁蓉15克，小芋头300克，豆腐250克，葱花、精盐、味精、胡椒粉、小鱼干适量。肉苁蓉加水 6 杯，以小火煎约 1 小时，待药汁煎至约 4 杯时，即可离火用布滤去药渣，再在此药汁内加入少量小鱼干，煮成肉苁蓉汤备用。将豆豉压碎，萝卜、小芋头切成细丝，备用。将做好的肉苁蓉汤放入铝锅内，随即将压碎的豆豉放入汤内，盖锅煮。煮沸后即将切好的萝卜及芋头放入。再沸时将豆腐切成小块放入，用精盐调好味，再煮至豆腐浮上来时，即可离火。食时可加葱花、味精、胡椒粉调味。佐餐食。

2. 补肾强精、消除疲劳、调节人体功能　适用于肾精不足，性功能减退等症。苁蓉鲜鱼汤。鲜鱼肉 300 克，肉苁蓉 15 克，白菜、胡萝卜、粉丝、豆腐、酱油、料酒、精盐、味精、胡椒粉各适量。将鲜鱼肉切成薄片；肉苁蓉、胡萝卜切成小薄片备用。铝锅内加水，放入酱油、料酒、精盐、味精，将鱼片、肉苁蓉片、白菜、豆腐、粉丝等一同放入煮熟，再加入胡椒粉调味即可。

锁　阳

一、概述

本品为锁阳科植物锁阳的干燥肉质茎。此物多生长在沙漠地带，所以在我国内蒙、新疆、青海、甘肃等干燥地区多有分布。内蒙古称其为羊锁不拉，新疆叫做耶尔买他格，而蒙古称作乌兰—告亚。以条粗、体重、质硬、断面显油润者为佳。锁阳入药，首见于元·朱震亨著的《本草衍义补遗》，其谓："锁阳，味甘，可啖，煮粥弥佳。补阴气，治虚而大便燥结者用。"锁阳味甘甜，又富含淀粉，故可供食用。

锁阳味甘，性温。归肾、肝、大肠经。补肾壮阳，益精血，润肠通便。主治肾虚阳痿、遗精早泄、下肢萎软、虚人便秘。

用法与用量：煎汤，每天 5～15 克，早、晚分服。入丸、散。

锁阳、肉苁蓉均能补肾助阳，润肠通便，同时可用治肾阳不足，阳痿不举，宫冷不孕腰膝冷痛及阳虚火衰，津少血亏之肠燥便秘等症。然锁阳兼入肝肾，强筋健骨，润燥养筋，肝肾不足，腰膝酸软，骨软行迟，足弱无力多用；肉苁蓉补益肾阳之力和缓持久，补而不燥，兼益精血，肾阳不足，精血亏少诸症多用。

锁阳含有花色甙、儿茶素、熊果酸、乙酰熊果酸、β-谷甾醇、菜油甾醇、棕榈酸、油酸、亚麻酸、多种氨基酸及微量元素、缩合型鞣质等。

药理研究提示，锁阳有免疫调节、清除自由基、耐缺氧、抗血小板聚集、增加胃肠蠕动等作用。

锁阳在临床上用于治疗性功能低下、小儿麻痹后遗症、便秘、尿血、血小板减少性紫癜等。

二、禁忌

凡属阳热亢盛、里实热证、热盛伤津的肠燥便秘等热象明显的病症不宜使用。若用之则助阳益火，使热象加重。

三、附方

1. 壮阳固精，养血强筋　治遗精、大便燥结等症。锁阳粥：锁阳20克，大米100克。锁阳切成薄片，与大米一同入锅，加适量水共煮稠粥，调味食用。每天食用1次，连用10～15天。

2. 益精壮阳，养血强筋　治肾虚阳痿、腰膝无力、遗精滑泄、精血不足等症。锁阳酒：将锁阳浸泡在白酒中，7天后弃药渣，装瓶饮用。每次饮用15～20毫升。每天2次。

杜　仲

一、概述

杜仲为杜仲科杜仲的树皮。杜仲始载于《神农本草经》，书中云："主腰膝痛，补中益精气，坚筋骨，强志，除阴下痒湿，小便余沥，久服轻身耐老。"《本草纲目》中载，古代有一名杜仲者，常服一种木本植物药而得道成仙，后人将这种树命名为杜仲。

现代研究表明，杜仲树皮含杜仲胶、树胶、糖甙、生物碱、果胶、脂肪、树脂、有机酸、酮糖、醛糖、绿原酸等成分。

杜仲有以下药理作用：调节细胞免疫功能，增强男女性腺机能，降血压，利尿，降血脂，镇静及镇痛，抑制子宫收缩，抗菌，抗炎，恢复肾功能，消除蛋白尿，止血等。

临床应用于治疗腰肌劳损，骨质增生，风湿性关节炎，腰腿痛，性功能减退，高血压病，子宫脱垂，习惯性流产等。

二、禁忌

杜仲性温，阴虚火旺者慎用。

三、附方

1. 补肝肾、强筋骨　适合肾虚，体弱，长期腰痛病人食用。杜仲15克，五味子6克，加水适量，煎煮40分钟，去渣，加热浓缩成稠液，备用；羊腰500克洗净，去筋膜臊腺，切片，下入药汁中，撒上葱、姜丝，再煮3～5沸，加入精盐、胡椒面和醋即可食用。

2. 补肾健骨　治肾虚腰痛、小便不利、水肿、遗精等病症，亦可作肾炎、高血压患者膳食。杜仲腰花：杜仲20克，猪腰2个，料酒25克，葱、味精、食盐、酱油、醋、大蒜、生姜、白糖、花椒、猪油、豆粉各适量。先将杜仲放入锅中加水煎煮，取汁约50毫升。再将猪腰剖两半，去筋膜，切成腰花状。取药汁，加入料酒、豆粉和食盐，并将其拌入腰花内，再加白糖调料，混匀待用。将锅放在火上烧热，倒入猪油烧至八成热，先放入花椒，再放入腰花、葱、生姜、大蒜，快速炒散，加味精，翻炒即成。空腹食之。

补血药

地　黄

一、概述

本品为玄参科植物地黄的干燥块根。地黄以产在河南武涉、泌阳、温县一带的质量为佳，古时这一带名"怀庆府"，所栽培的地黄、牛膝、山药、菊花，历史上称为"四大怀药"，李时珍谓"今人惟以怀地黄为上"。怀地黄每年初春栽种，秋季根长成挖出，除去芦头和须根，洗净，称"鲜地黄"。

鲜地黄，味甘、苦，性寒。归心、肝、肾经。清热凉血，生津。治热病热盛，烦躁口渴，发斑发疹，吐血衄血，尿血，咽喉肿痛。

用量：12～30克。

生地黄，味甘、苦，性寒。归心、肺、肾经。清热凉血，养阴生津。治热病烦躁，发斑发疹，阴虚低热，消渴，吐血，衄血，尿血，崩漏。

用量：9～35克。

熟地黄，味甘，性微温。归心、肝、肾经。滋阴补血，益精填髓。用于肝肾阴虚、腰膝酸软、骨蒸潮热、盗汗遗精、内热消渴、血虚萎黄、心悸怔忡、月经不调、崩漏下血、眩晕、耳鸣、须发早白等症。用量：9～15克。

熟地黄含梓醇、地黄素、β-谷甾醇、甘露醇及微量菜油甾醇、生物碱、糖类、维生素A类物质及氨基酸等成分，药理作用表明熟地黄具有刺激造血系统、止血、强心利尿、降血糖、抗炎、抗过敏等作用。临床应用于治疗贫血、糖尿病、高血压病、肝肾阴虚引起的病症。

二、禁忌

熟地黄临床使用安全性好，少数人常规用量服用会出现腹泻、腹痛、头晕、疲乏、心悸，停药后自行消失。个别人服熟地黄会引起过敏，出现皮疹、瘙痒、风团块等。使用本品时应注意凡属于脾胃虚弱而食少、便含溏者不宜服用。忌用铜器煎药，忌与萝卜、葱白、韭白、薤白同用。

三、附方

1. 滋阴润燥　适用于热结津伤所致的身热、腹满、口干唇裂、便秘、舌苔焦燥、脉沉弱等症。增液粥：鲜生地黄汁50毫升（或干地黄60克煎汁），麦冬20克，粳米100克，蜂蜜30克，姜汁少许。先将麦冬人砂锅煎汁，取汁去渣，再与洗净的粳米同煮，煮沸后加入生地黄汁、姜汁，待粥熟调入蜂蜜即可。空腹温热服食，每天2次。脾胃虚弱，大便溏薄者不宜多服。

2. 养肝益肾、健脾宁心　对少女贫血，血虚痛经，月经不调；妊娠贫血、心慌气促；产后贫血，失眠健忘，腰脊酸软，疲乏无力等，均有良好的食疗作用。地黄甜鸡：地黄 250 克，母鸡 1 只，饴糖 250 克，桂圆肉 30 克，大枣 5 枚。将母鸡宰杀后去毛杂，由鸡背颈骨处剖至尾部，去内脏、爪、翅，洗净，放沸水中略氽片刻，捞出待用。地黄切如米粒大，桂圆、大枣去核，与饴糖同搅匀，塞入鸡腹中，鸡腹向下置碗中，加米汤适量，封口，入笼蒸二三个小时，待鸡肉酥烂，取出加白糖适量调味食用。

当 归

一、概述

本品为伞形科植物当归的干燥根。当归主产于甘肃岷县、武山、武都、文县、宕昌等地，其次云南、四川、陕西、湖北亦产，但以甘肃岷县产的当归质量最佳。当归味甘、辛，性温。归肝、心、脾经。补血活血，调经止痛，润肠通便。用于血虚萎黄、眩晕心悸、月经不调、经闭痛经、虚寒腹痛、肠燥便秘、风湿痹痛、跌扑损伤、痈疽疮疡等症。

用法与用量：煎汤，每次 6 ~ 12 克，每天 2 次。炖肉，每次用当归 13 ~ 30 克。

中医用药经验认为当归头、身、尾，三部分的疗效不同。根上端称"归头"，下端称"归尾"，二者之间称"归身"。补血多用归身，活血多用归尾，调血多用全归，止血多用归头。

当归是中医最常用的药物之一，在 25 种使用频率最高的中药方里，它排第八位。当归有补血活血，调经通便的作用，素称妇科之圣药，用以治疗各种妇科疾病。

经研究，当归含有挥发油、水溶性生物碱、蔗糖、脂肪、谷甾醇、亚叶酸、菸酸、棕榈酸、维生素 E、维生素 B_{12}、维生素 A 等成分。当归的药理作用十分广泛：一是改善造血功能，当归可增加红细胞、血红蛋白和血小板。且能促进白细胞增生，对化疗、放疗所致的白细胞和血小板减少有治疗作用。所含的维生素 B_{12} 及叶酸类物质有抗恶性贫血作用。二是扩张外周血管，血栓闭塞性脉管炎患者经当归治疗后症状改善，其中止痛效果明显。三是对子宫作用，当归含兴奋子宫和抑制子宫两种成分。四是抗心律失常。五是扩张冠状动脉、抗心肌梗死。六是降血脂。七是降血压。八是保肝，当归能促进肝细胞合成蛋白质，促进肝细胞再生，防止肝糖元减少，从而能保护肝脏。九是对免疫的影响，当归多糖是有效的细胞免疫促进剂。十是中枢抑制作用，当归挥发油对大脑有镇静作用。十一是抗血小板聚集、抗血栓，当归水溶性部分含有阿魏酸，具有抑制血小板聚集及抗血栓作用。十二是止喘，当归可改善肺通气功能，提高机体防御能力。十三是抑菌，当归煎剂对痢疾杆菌、伤寒杆菌、霍乱弧菌、溶血性链球菌、肺炎球菌、变形杆菌、白喉杆菌等均有抑制作用。临床应用于贫血、白细胞减少症、妇女疾患、缺血性脑、心血管疾患、心律失常、头痛、失眠症、上消化道出血、便秘、肝炎、肝硬化、化脓性感染、跌打损伤、风湿痹痛等症。

当归因具有扩张外周血管，降低血管阻力，增加循环血液量的作用，可抑制黑色素的形成，用当归添加到美容霜、祛斑霜中，可起到防治粉刺、黄褐斑、雀斑等作用。当归能促进头发生长，用当归制成的护发素、洗发膏，能使头发柔软发亮，易于梳理。

二、禁忌

第一，当归性温，热盛出血者禁服。

第二，当归滋腻黏滞含油脂较多，湿盛中满及大便溏泄者慎用。

第三，当归使用不可过量。

第四，当归辛香走窜，月经过多、有出血倾向、阴虚内热者不宜服用。

三、附方

1. 益气补虚、温中暖下　用于病后、产后体虚瘦弱，血虚宫冷崩漏等病人食用。归地烧羊肉：肥羊肉 500 克洗净，切块，放砂锅或铝锅中，加当归、生地各 15 克，干姜 10 克，酱油、食盐、糖、黄酒适量，清水小火红烧，熟烂即可食用。

2. 适用于治疗产后或病后血虚所致的经闭腹痛、身体虚弱、贫血、神经衰弱、气虚乏力、头晕目眩、记忆力下降和食欲不振、月经不调等症　当归瘦肉黄花汤：当归 15 克，黄花 20 克，瘦肉 150 克。先将当归切薄片，黄花切段，瘦肉切片，同放入锅内加清水适量煮汤，食肉菜饮汤。

阿 胶

一、概述

阿胶为马科动物驴的去毛之皮经熬制而成的胶。本品始载于《神农本草经》，列为上品。《神农本草经》云："阿胶一名傅致胶，味甘平，出东阿"。陶弘景曰："出东阿，故名阿胶也。"东阿的城址现位于山东省阳谷县阿城镇岳庄村一带。

阿胶的制作与药用已有二千多年的历史，在唐代以前阿胶的原料主要是牛皮，唐《新修本草》曰："阿胶……煮牛皮作之，出东阿"。宋、明代阿胶原料是牛、驴皮并用，到清代阿胶的原料是驴皮；清代的《本草求真》《增订伪药条辨》都载：阿胶应以乌驴皮和阿井水制成，而把牛皮胶当作伪品。究其驴皮取代牛皮制阿胶的原因，有的学者分析，可能是由于牛皮制胶不易收到理想的商品胶，不是太嫩就是太老，不宜药用。《本草图经》指出，"然今牛皮胶制作不甚精，但以胶物，不堪药用"，进一步说明宋代以前制作牛皮胶的技术并未完全过关。而驴皮胶的制作技术也许当时掌握得较好，所以人们逐步以驴皮取代牛皮阿胶了。另外牛皮原料不足，必须寻找新的原料也是其原因之一。阿胶以乌黑、断面光亮、质脆味甘、无腥气者为佳。

阿胶味甘，性平。归肝、肺、肾经。补血，止血，滋阴，润燥。主治血虚证，虚劳咯血，吐血，尿血，便血，血痢，妊娠下血，崩漏，阴虚心烦失眠，肺虚燥咳，虚风内动之痉厥抽搐。

用法与用量：烊化对服，每日 5 ~ 10 克，用开水或热药液，或热黄酒使之溶化，或与其他药混合服用。

阿胶是一类明胶蛋白，水解可产生多种氨基酸，主要有：甘氨酸、脯氨酸、谷氨酸、天门冬氨酸、丙氨酸、精氨酸、赖氨酸、苯丙氨酸、丝氨酸、组氨酸、半胱氨酸、缬氨酸、甲硫氨酸、异亮氨酸、亮氨酸、酪氨酸、色氨酸、羟脯氨酸、苏氨酸等。并有 20 种元素，为钾、钠、钙、镁、铁、铜、铝、锰、锌、铬、铂、锡、铅、银、溴、钼、锶、钡、钛、锆。

阿胶作用：一是促进造血功能，阿胶具有提高红细胞数和血红蛋白，促进造血功能的作用。二是抗辐射损伤作用。三是对免疫功能的影响。四是耐缺氧、耐寒冷、抗疲劳作用。五是止血作用，其止血机制可能是通过提高血液中血小板含量来阻止因血小板减少引起的出血。六是对钙代谢的影响，阿胶中钙含量较高，服用后可增加体内钙的摄入量，有效地改善因缺钙而导致的骨钙丢失、钙盐外流、骨质疏松和骨质增生及各类骨折。七是抗休克作用。八是利尿消肿作用，阿胶对肾炎的治疗作用，是使体内氨基酸增加，随之血浆蛋白质提高，血中胶体渗透压升高，有利于利尿退肿。因阿胶含非必需氨基酸为主，故肾功能不全者应慎用，否则不利于肌酐、尿素氨的下降。九是其他作用，阿胶含锌量较高，服后可增加体内锌的含量，更好地改善男子不育、女子不孕等症，起到滋阴补肾的效果，可能这是它两千多年来作为妇科要药的主要原因之一。由于阿胶可作为人体必需氨基酸和微量元素的重要补充来源，因此可起到营养胎儿（孕妇）、增加智力、加速生长发育、延缓衰老等作用。临床用于治疗贫血、早期糖尿病、过早搏动及肝肾阴虚引起的病症。

二、禁忌

阿胶虽是妇科圣药，但在具体应用时尚须注意以下几点：

第一，因阿胶性滋腻，故脾胃虚弱而出现呕吐，食欲不振、消化不良、腹泻等症者忌用。

第二，本品不宜与其他药一起煎，宜烊化后对服或隔水炖化，以便更好地发挥药效。

第三，古人在运用阿胶时，均将刚熬制的阿胶称为"新阿胶"，要在阴干放置3年以上，直至"火毒"基本退尽，称之为"陈阿胶"，方可食用。有的人不了解这一点，在服用新阿胶后，鼻腔口唇等处出现许多热疮，或者眼睛干燥、发红、眼屎增多，甚至出现咽喉干痛、大便秘结或出血等症状。

三、附方

1. 滋阴补虚、养血止血　适用于产后气血亏虚，下腹隐痛，恶露不净，量少色淡，头晕耳鸣，心悸失眠等。糯米阿胶粥：糯米 100 克，阿胶 30 克，红糖少许。先取糯米煮粥，待粥将熟时，调入捣碎的阿胶、红糖，边煮边搅匀，稍煮二三沸即可，每天 1 剂。

2. 健脾开胃、益气养血　适用于脾胃虚弱、脾不统血所致的各种贫血及出血。阿胶瘦肉汤：猪肉 100 克，阿胶 6 克，食盐少许。将瘦肉洗净切丝，勾芡，锅中放清水适量煮沸后，下肉丝、食盐，炖至瘦肉熟后，纳入捣碎的阿胶，煮开烊化服食。

3. 补虚养血、滋阴润燥、止血　治虚劳咳嗽、吐血、便血、子宫出血等病症。阿胶 40 克，鸡蛋黄 4 枚，食盐少许，米酒 500 克。将糯米酒煮沸，入阿胶，阿胶化尽后下蛋黄、食盐，拌匀，稍煮片刻即成，装瓶备用，每 3 天 1 剂，分 3 次食完，连服 3 ~ 5 剂。

龙眼肉

一、概述

本品为无患子科植物龙眼的干燥假种皮。别名：桂圆肉。主产于我国广东、广西、福建、云南。秦汉时期的《神农本草经》中，龙眼即被收入"中品"之列，并称之为"益智"，言其"甘味益脾，能益人智"。

龙眼肉味甘，性温。归心、脾经。补益心脾、养血安神。治心悸怔忡、健忘、失眠、贫血、月经过多。

用量：6 ~ 12 克。

龙眼肉每 100 克可食部分中含水分 7.3 克、蛋白质 5 克、脂肪 0.2 克、糖类 65 克、钙 30 毫克、磷 118 毫克、铁 44 毫克、胡萝卜素 0.01 毫克、维生素 B_1 0.0l 毫克、维生素 B_2 0.55 毫克、尼克酸 2.5 毫克、维生素 C34 毫克，此外，还含有有机酸、腺嘌呤和胆碱等成分。龙眼肉有以下药理作用：强壮作用；抗应激作用；增强免疫功能；抗菌作用。临床应用于治疗消化系统疾病、妇科疾病、冠心病等。

清·王孟英曾云："龙眼补心气定志安神，益脾阴滋营充液，果中神品，老弱宜之。"龙眼肉何以能益脑补脑？据现代研究，龙眼肉含有丰富的葡萄糖、蔗糖、酒石酸、维生素 A 及 B 类物质，这些物质能营养神经和脑组织，从而调整大脑皮层功能，改善甚至消除失眠及健忘而增强记忆力。

《开宝本草》称龙眼为"亚荔枝"，言其形状如荔枝，肉富于荔枝。人们习惯上认为："食品以荔枝为贵，而资益则龙眼为良，盖荔枝性热，而龙眼性和平也。"若与大枣相比，清代医家认为："龙眼气味甘温，多有似于大枣，但此甘味更重，润气尤多，于补气之中又更存补血之功，非若大枣力专补脾。"

二、禁忌

外有感冒，内有郁火，痰饮中满者均不宜食用；正常人食用不宜过量，否则会引起腹胀，消化不良。

三、附方

1. 补气血　可用治老人、病后、产后体虚，瘦弱，失眠，心悸，健忘等症。糖渍鲜龙眼：鲜龙眼 500 克去皮、核，放在瓷碗中，加白糖 50 克，反复蒸、晾数次，至使色泽变黑，最后拌白糖少许即可，装瓶备用。本品有"力胜人参、黄芪"之说，故又名"代参膏"。

2. 补心安神、养血、升血压　适用于血压过低，失眠头晕及手足软弱无力等症。桂圆菠萝升压汤：桂圆肉 100 克，菠萝肉 200 克，红枣 100 克，砂糖适量，精盐少许。先将菠萝肉放淡盐水中浸泡 10 分钟，红枣洗净去核。然后将桂圆肉、菠萝肉、红枣一同入锅，加水 800 毫升，旺火煮沸后再改用文火煨 1～2 小时，至少剩约 300 毫升时加入砂糖调匀即可。食果肉，饮汤。每天 1 次，连服 1 周为 1 个疗程。

3. 补益心脾、滋养肝肾、养血安神、明目益智　适用于思虑过度、心脾损伤、肾精亏耗所致的头晕目糊，眼冒金星，视物不清，遇事善忘，注意力难以集中，神疲乏力，腰背酸痛等症。也作为脑力劳动者调补服用。

枸杞子、桂圆肉各 500 克。先将枸杞子洗净，然后与桂圆肉一并置砂锅内，加水用文火煎煮。边煮边搅动，不使结底；时时加水，不使干枯。待熬成膏，用瓷罐收贮。每次取 1 匙，开水化开后服下，每天 2 次。

补阴药

沙　参

一、概述

沙参有南沙参和北沙参两大类。南沙参为桔梗植物轮叶沙参、杏叶沙参的根，主产安徽、四川、江苏等地，因质轻而内空泡，俗称泡参、泡沙参、空沙参等。以根粗大，饱满，无外皮、色黄白者为佳。北沙参为伞形科植物珊瑚菜的根，主产山东、辽宁、河北等地，又名莱阳沙参、辽沙参、海沙参，以根条细长，颜色白，质坚实者为佳。

南沙参味甘、微苦，性微寒。归肺、胃经。养阴清热，润肺化痰，益胃生津。主治阴虚久咳，痨嗽痰血，燥咳痰少，虚热喉痹，津伤口渴。

用法与用量：煎汤，10 ~ 15 克；鲜品，15 ~ 30 克。

北沙参味甘，性凉。归肺、胃经。养阴清肺，益胃生津。主治肺燥干咳，虚劳嗽血，胃阴不足，津伤口干。

用法与用量：煎汤，10 ~ 15 克。

主要化学成分：南沙参之轮叶沙参含三萜皂甙；杏叶沙参含呋喃香豆精类的花椒毒素。北沙参含挥发油、三萜酸、豆甾醇、β－谷甾醇、生物碱和淀粉等。

药理作用：南沙参有调节免疫平衡的功能和祛痰、抗真菌、强心作用。祛痰作用可持续 4 小时以上，但作用强度不及紫菀。北沙参有免疫抑制和解热镇痛作用。

临床上南沙参用于治疗气管炎、百日咳、肺燥咳嗽、咯痰黄稠及温热病后气液不足及虚火牙痛，口燥咽干等症。北沙参用于治疗慢性气管炎、肺结核、急性传染病恢复期之热伤胃阴，阴虚津亏，口干咽燥，舌红苔少，大便郁结等症。

二、禁忌

第一，南沙参性微寒，风寒咳嗽禁服。本品反藜芦。

第二，北沙参性寒，由于感受风寒导致的受寒咳嗽，咳痰清稀，怕冷者禁服；表现为受寒即咳嗽或胃中冷痛、泛吐清水，喜温喜按者禁服。

第三，痰热咳嗽，脉实、苔腻者，表现为咳吐稠痰，舌苔厚腻者，不宜使用北沙参。

第四，北沙参反藜芦，不宜与藜芦同用。

三、附方

1. 补气、补血　适用于肺燥干咳，热病伤津，阴伤咽干等症。沙参15克，牛肉250克，胡萝卜100克，红枣10个，料酒、姜、葱、味精、盐适量。将沙参润透，切段；红枣洗净，去核；牛肉洗净，切块；姜拍松，葱切段。将牛肉、沙参、红枣同放炖锅内，加清水、料酒、姜、葱，置武火烧沸，打去浮沫，用文火炖煮45分钟，加入盐、味精即成。

2. 滋阴润燥、生津凉血　适用于肺胃阴虚之咳嗽，痰中带血、口渴喜饮、咽喉干痛、咳痰不爽。北沙参20克，红皮鸡蛋2只，冰糖适量。将沙参切小块，与鸡蛋加水共煮；水沸10分钟后取蛋去壳，放汤中再煮并加冰糖，45分钟后即成。取汤温服，食蛋。每天1次，连用1个月。

3. 补肺养阴、收敛止咳　适用于肺气阴两虚之慢性咳嗽、痰少不易咯出、气短言微、喘促等症。北沙参20克，五味子10克，诃子6克，新鲜猪肺1具，调味品各适量。先将猪肺洗净切块，放砂锅中加入上述3味中药及适量调味品，加水适量，文火炖煮60分钟即可食用。饮汤，食肺。

黄　精

一、概述

黄精来源为百合科植物多花黄精及黄精的干燥根茎。药材按形状不同分为两类：前者为姜形黄精，后者为鸡头黄精。

用量：9～15克。

黄精含菸酸、黏液质、淀粉、糖类和多种氨基酸及蒽醌类化合物。

黄精具有以下药理作用：降血糖，对肾上腺素引起的血糖过高有抑制作用；扩冠、抗动脉硬化，黄精可扩张冠状动脉，增加冠脉血流量，可以防止动脉粥样硬化的形成；降血压，抑菌，醇提水溶液对常见致病性皮肤真菌有抑制作用；抗脂肪肝；胃肠解痉，黄精有抑制胃肠平滑肌，缓解其痉挛的作用。

二、禁忌

黄精入药安全性好，未见有毒副反应的报道。黄精质润滋腻，易助湿邪。如用于脾失健运、胃口欠佳、口淡泛涎、素体湿盛痰多者则会加重湿象。

三、附方

1.补肺止咳、滋阴清热　适用于慢性支气管炎痰黏难咯、动则气短、口干咽燥、五心烦热、潮热盗汗、腰痛酸软等。黄精杏肺汤：黄精15克，甜杏仁15克，萝卜250克，猪肺500克，生姜3片，调料适量。将猪肺洗净，汆去血水，切块，萝卜洗净，去皮，切片，同放锅中，加入生姜、食盐，清水适量煮沸后，文火炖至烂热，食盐、味精调味服食。

2.补脾养肺、降低血糖　适用于糖尿病、心脏病、消化功能减弱等。黄精30克，玉竹15克，猪胰1副，味精、盐、葱、姜各适量。先将猪胰刮去油膜，洗净，放入瓦煲中，加入诸味煲熟，食前放味精适量。空腹食服。

3.补脾胃、滋阴润肺、丰肌润肤、乌发　适用于脾胃虚弱所致的体瘦皮肤粗糙，白发早生等。黄精陈皮粥：取炙黄精30克，陈皮5克，冰糖40

克，粳米 100 克。先将黄精用温水冲洗 1 次，用纱布包好，置砂锅中，加清水 500 克，煎 20 分钟取药汁去渣，加入淘洗干净的粳米，再加水 800 克，用旺火烧开，再转用文火熬煮成粥放入陈皮和冰糖，再煮 10 分钟，每天服 1 剂，早晚温热食用。凡痰湿壅滞，大便溏泄的人不宜服用。

麦门冬

一、概述

麦门冬为百合科植物沿阶草的块根，简称麦冬。麦门冬首载于《神农本草经》，列为上品。

麦冬味甘、微苦、性微寒。归肺、胃、心经。滋阴润肺，益胃生津，清心除烦。主治肺燥干咳、肺痈、阴虚劳嗽、津伤口渴、消渴、心烦失眠、咽喉疼痛、肠燥便秘、血热吐衄。

用法与用量：煎汤内服，6 ~ 15 克。

化学分析结果：麦冬含多种甾体皂甙，如沿阶草甙甲、草甙乙、草甙丙、草甙丁等。并含有 β – 谷甾醇、豆甾醇、氨基酸、葡萄糖和维生素 A 样物质。

药理研究证明，麦冬对心血管系统具有改善功能、保护心肌、抗心律失常和耐缺氧作用，可增强免疫功能、降血糖、抗衰老、抗菌等。

临床上用于治疗肺阴受伤、燥咳、咯血、心烦不安、津少口渴、热伤津液、肠枯便秘、冠心病、心绞痛及各种休克，都有良好的疗效。

二、禁忌

第一，凡脾胃虚寒泄泻者忌服。

第二，凡寒气犯肺或有痰饮湿浊咳嗽者忌服。

第三，麦冬忌与鲫鱼同食。

三、附方

1.治疗糖尿病　二冬粥：天门冬 10 克，麦门冬 10 克，粳米 100 克。天门冬、麦冬同入锅煎汁去渣，取汁与粳米同煮粥，粥熟后即可食用。

2. 补中和胃、养阴除烦　适用于慢性萎缩性胃炎之胃阴不足型的患者。脾胃虚寒、感冒风寒的病人忌用。麦门冬粥：麦门冬 20 克，粳米 100 克，冰糖适量。先用麦门冬煎汤，去渣取汁备用。将粳米淘洗净，加水适量煮粥，待粥快好时，加入麦门冬汁和冰糖，调匀稍煮即可。温热适量食之，每天早晚 2 次。

3. 滋补强壮　适用于身体虚弱，病后恢复期。麦门冬 15 克，黄瓜 250 克，牛肉 100 克，奶油 1 大匙，面粉、精盐、胡椒适量。黄瓜削去两端尖头，去掉黄瓜籽，放热水里烫 3～4 分钟，捞出后放在冷水里浸冷，将肉剁碎，与麦冬一齐放入大碗内，酌量放面粉、盐、胡椒，用筷子拌匀。黄瓜内侧用面粉敷上，把拌好的肉搓成棒子状，填入黄瓜的空心里，要恰恰填满，再用面粉调成厚糊，将黄瓜的两头洞口封住，锅内放奶油熬热，将黄瓜放入滚炒 2～3 分钟，随即放汤，汤要满满的盖过黄瓜，以弱火煮半小时，再加适量盐、酱油、胡椒调味。将黄瓜起锅，每条切成 3～4 段，盛在碗里，将锅内汤浇上即成。空腹连汤一同服下。

天门冬

一、概述

天门冬，又名天冬，为百合科植物天门冬的块根。始载于《神农本草经》，列为上品，并说"久服轻身，益气延年"。《名医别录》谓其"保定肺气，去寒热，养肌肤，益气力，利小便，冷而能补"。唐代的甄权用来治疗咳嗽、气喘、肺痿、肺痈等症，并说："煮食之，令人肌体滑泽，除身中一切恶气，不洁之疾，令人白净。"孙思邈云："阳事不起，宜常服之。"天冬，以身干、肥壮、黄白色半透明，无须者为佳。

天门冬味甘、苦，性寒。归肺、肾经。滋阴润燥，清肺降火。主治燥热咳嗽，阴虚劳嗽，热病伤阴，内热消渴，肠燥便秘，咽喉肿痛。

用法与用量：煎汤内服，6～15 克；熬膏或入丸、散。

麦门冬与天门冬皆为甘寒清润之名，同具养阴润肺之功，故肺虚燥咳常配伍同用。但麦门冬尚能养心胃之阴，清心火，治胃阴不足及心阴虚、心火偏旺之证；而天门冬则寒性较强，滋阴润燥之功较麦门冬为优，并能滋肾阴，正如《本草述》中所说："二冬之味俱厚，一则清心而复脉滋阴，一则通肾而润燥益精。天冬润滞之味同于麦冬，而清冷之性过于麦冬。"

天门冬含天门冬素、5-甲氧基-甲基糖醛、葡萄糖、果糖、β-谷甾醇、黏液质、甾体皂甙等成分，近年来从块根抑制肿瘤有效成分中分离出4种多糖：天门冬多糖A、天门冬多糖B、天门冬多糖C、天门冬多糖D。

天门冬的药理作用有：降血糖，用于糖尿病，可改善口渴多饮等症状；镇咳、祛痰，天门冬素有镇咳、祛痰作用；抑菌，天门冬煎剂对金黄色葡萄球菌、溶血性链球菌、肺炎双球菌、白喉杆菌、绿脓杆菌、炭疽杆菌等有抑制作用；抗白血病，煎剂体外试验对急性淋巴细胞性白血病、慢性粒细胞性白血病及急性单核细胞性白血病患者白细胞的脱氢酶有一定抑制作用，并能抑制急性淋巴细胞性白血病患者白细胞的呼吸；引产，将天冬置产妇宫颈内，可软化扩张宫颈，收缩子宫；本品尚有增强免疫功能的作用。

天门冬临床上用于治疗糖尿病、支气管炎、肺结核、百日咳、便秘、性功能亢进、乳房肿瘤、功能性子宫出血及其他子宫出血、引产等，以及热性病后期，耗伤津液之口渴、咽干、舌燥唇裂，有脱水征象者。

二、禁忌

脾虚便溏者不宜使用天门冬。

三、附方

1. **止咳祛痰、消食轻身、消除疲劳** 天门冬萝卜汤：天门冬15克，萝卜200克，火腿100克，葱花、精盐、味精、胡椒粉各适量，鸡汤500毫升。将天门冬切成厚片，用水约2杯，以中火煎至1杯量时，用纱布过滤，留汁备用。火腿切成长条形薄片；萝卜切丝。锅内放鸡汤，将火腿肉先下锅煮，煮沸后将萝卜丝放入，并将煎好的天门冬药汁加入，盖锅煮沸后，加精盐调味，再略煮片刻即可。食前加葱花、胡椒粉、味精调味佐餐食。

2. **适用于气血不足、乏力短气、面色无华、须发早白、精神不振、脾胃不和、脘满食少等症** 补血顺气药酒：天门冬、麦门冬各30克，怀生地黄、怀熟地黄各 60 克，人参、枸杞子各 15 克，砂仁 5 克，木香 3 克，沉香 2 克，白酒 4000 毫升。将上药制为粗末，用绢袋盛之，入瓷坛内，加白酒浸泡 3 天后用文火再隔水蒸煮半小时，以酒色转黑色为宜，继续浸 2 天即可。适量饮用。忌食萝卜、葱、蒜。

3.防老抗衰，尤其适用于阴虚火旺、腰膝酸痛、须发早白、健忘失眠的中老年人长期食用 蟹黄二冬：天门冬 50 克，银耳 100 克，冬瓜 400 克，红萝卜 200 克，淀粉、盐、糖、高汤、姜汁、味精各适量。将天门冬煎二遍，过滤，取滤液；用滤液泡发银耳，将银耳掰成小朵。冬瓜去皮、籽，切成条，用高汤煮烂后捞出，与银耳加盐、糖、味精、高汤煮烧 15 分钟，加淀粉勾芡装盘。红萝卜煮一下，加盐、糖、姜汁、味精压烂，制成蟹黄，淋在冬瓜、银耳上。佐餐食。

剔去上壳及腹甲，切成小块，与诸药同放锅内，加清汤、火腿及绍酒、葱、姜炖煮至甲鱼烂熟。饮汤食肉。

百 合

一、概述

百合药材商品主要来源于百合科植物卷丹、百合、细叶百合的干燥肉质鳞片。原植物系多年生草本，野生、栽培均有。百合以瓣匀、肉质厚、色黄白者为佳。

百合味甘、微苦，微寒。归心、肺经。养阴润肺，清心安神。主治阴虚久咳，痰中带血，热病后期，余热未清，或情志不遂所致的虚烦惊悸，失眠多梦，精神恍惚，痈肿，湿疮。

用法与用量：煎汤内服，6 ~ 12 克。

百合主要化学成分为淀粉、蛋白质、脂肪、微量秋水仙碱等多种生物碱。药理作用主要为镇咳、平喘、抗癌。临床应用治疗肺结核、慢性气管炎、支气管扩张、矽肺、肺炎中期及后期、神经衰弱、癔病及某些热性病后期体弱、虚热、神思恍惚、烦躁失眠等，即所谓"百合病"者。还可用于鼻出血、鼻部手术出血，用百合粉制成的海绵状物，填塞治疗鼻衄及用于鼻息肉切除、中下鼻甲部分截除等手术后出血，止血效果良好。

二、禁忌

第一，风寒咳嗽者忌服。

第二，中寒便溏者忌服。

三、附方

1. 清肺化痰、健脾补虚 适用于久咳，痰多、哮喘、肺气肿等。用百合 125 克，柚子 1 个，白糖 125 克。选 1000 克左右重的柚子 1 只，将柚子去皮留肉，将柚子皮壳放锅中，加入百合、白糖，加水适量，煎 2 小时后，取药液，去渣即成。每天 1 剂，1 剂服 3 天，3 剂为 1 个疗程。儿童减半。

2. 润肺止咳、祛痰利湿 适用于肺燥而湿痰内阻，气不化津所引起的咳嗽、喘息、口干、痰多、小便不利等症。百合 10 克，杏仁 6 克，赤小豆 60 克，白糖适量。先将水煮赤小豆，作粥如常法，至半熟时放入百合、杏仁同煮，粥成放入白糖，可做早餐食用。

枸杞子

一、概述

本品为茄科植物宁夏枸杞的干燥成熟果实。现今全国所用枸杞子以宁夏所产者质量最佳，产量亦大。此外，甘肃、新疆、河北、山西、陕西等省也产。据古籍记载，我国枸杞产地比较早的主要分布在三个地区：一处是甘肃的张掖（古称甘州）一带，产品称甘枸杞；一处是宁夏的中宁、中卫等地，产品称西枸杞；一处是天津地区，据说是从宁夏引种发展起来的，产品称津枸杞。其中尤以宁夏地区枸杞生产历史悠久。明朝《嘉靖宁夏新志》中，物产部分就有枸杞，距今已有四百三十多年的历史。枸杞的适应性很强，它不仅是干旱沙荒地上的先锋树种，而且耐盐碱。宁夏曾有"碱地三件宝：枸杞、胡杨、红柳条"的农谚。枸杞以粒大、肉厚、子少、色红、质柔润者为佳。

枸杞味甘，性平。归肝、肾经。滋补肝肾，益精明目。用于虚劳精亏，腰膝酸痛，眩晕耳鸣，内热消渴，血虚萎黄，目昏不明。

用量：6 ~ 12克。

枸杞，《神农本草经》中将它列为"上品"，称之为"久服坚筋骨，轻身不老，耐寒暑"。枸杞子作为补品，在唐宋尤为盛行，唐代诗人刘禹锡有诗赞曰："上味功能甘露味，还知一勺可延龄"，并做成各式药膳以滋补强身。除唐代医家孙思邈及孟诜常饮枸杞酒而长寿外，唐朝宰相房玄龄和杜如晦，因协助唐太宗李世民治理朝政，用心过度，出现了虚劳羸瘦、头晕目眩等症，后来便食用"枸杞银耳羹"，颇有效力，精神充沛。此外，在古典小说《红楼梦》中，也曾提到"二三十钱可以吃油盐炒枸杞"。可见枸杞在"大观园"的菜谱里，也为滋补之妙品。

枸杞含甜菜碱、玉蜀黍黄素、酸浆红素、胡萝卜素、核黄素、硫胺、菸酸、抗坏血酸、维生素C等成分，尚含有微量钙、磷、铁、锌、钼等。枸杞有如下药理作用：造血、生长刺激、增强非特异性免疫、降脂、扩冠、抗动脉硬化、保肝、兴奋子宫、降血糖、拟胆碱等作用。枸杞子还能恢复肾功能、清除蛋白尿，并有生精、解热镇静、催眠、抑菌作用。临床应用于治疗动脉硬化、早期衰老症、慢性肝胆疾患、慢性萎缩性胃炎、胃溃疡、糖尿病、肥胖症、虚胖症及精子稀少、活力低下、性功能低下等病症。

枸杞因含有核黄素、菸酸、抗坏血酸等维生素，又含有锌、铜、铁等微量元素，最适合于发用化妆品。发用化妆品添加枸杞的提取物，可防治脱发，使头发乌黑发亮，对头发缺乏人体必须微量元素所引起的黄发、白发均有较好效果，能促进头发黑色素的生成。

枸杞的幼嫩苗叶，可药可蔬，俗称"杞枸头"，苏东坡称之"仙苗""仙草"。在广东等蔬菜市场上常有枸杞的嫩茎叶出售，当地居民用其煲汤，认为有明目作用。经研究表明，枸杞叶、果柄中除含有人体必需氨基酸和多种维生素外，尚含有利于提高儿童智能的锂元素。

二、禁忌

枸杞子入药或作为食品使用安全性好，未见有中毒的报道。极个别人服用后出现皮疹、皮肤潮红、眼睑浮肿、瘙痒难忍，伴有恶心欲吐等过敏现象。

枸杞子质润，素体脾虚湿盛、痰湿中阻、实热邪盛者均不宜服用。

三、附方

1. 补养肝肾、健脑明目　适用于阴虚精亏、头晕眼花、心烦意乱、心悸不宁、记忆力减退、失眠神疲等症。对中老年人及脑力劳动者具有较好的健脑益智和延缓衰老的功效。健脑茶：枸杞子、酸枣仁各 30 克，红糖适量。将以上 3 味同放茶杯内，冲入滚开水，盖紧盖，闷 20 分钟即成。每天 1 剂，随冲随饮，反复冲泡至药味尽为止。痰热内盛者不宜饮用。

2. 滋补肝肾　适用于肝肾不足所致的头晕眼花，视物不清，耳鸣耳聋，消渴等症。枸杞麦冬粥：枸杞子 30 克，麦冬 10 克，花生米 30 克，粳米 50 克，白糖适量。先将枸杞子、麦冬水煎取汁去渣，然后放入洗净的花生米、粳米煮粥，粥熟后调入白糖，稍煮即可。每天早、晚餐服，7～10 天为一疗程，隔 3～5 天再服。本品滋补腻胃，故脾虚痰湿盛者忌用。

桑　椹

一、概述

桑椹为桑科植物桑的成熟果穗。乃桑之精华，"椹"有"甚"之义，甚者极也，故名桑椹。《本草衍义》曰"本经言桑甚详，然独遗乌椹，桑之英精尽在于此"。全国大部分地区均有生产。以江苏、浙江、湖南、四川等省产量最多。春末夏初，果穗变红时采收。古代桑椹除了鲜食以外，还晒干贮存作为备荒食品。《随息居饮谱》介绍桑椹的秘法时说："可生啖（宜以微量食盐伴食），可饮汁，或释成膏，或曝干为米，设逢歉岁，可充粮食。以小满前熟透色黑而味纯甘者良。"桑椹以个大、色暗紫、质油润、肉厚者为佳。

桑椹味甘，性寒。入肝、肾经。补肝，益肾，熄风，滋液。治肝肾阴亏，消渴，便秘，目暗，耳鸣，瘰疬，关节不利。内服：煎煮，15～25 克。

桑椹含有丰富的葡萄糖、果糖、柠檬酸、鞣酸、苹果酸以及钙质等。

每 100 克成熟的桑椹中含有胡萝卜素 0.01 毫克、维生素 B_1 0.03 毫克、维生素 B_2 0.01 毫克、尼克酸 9 毫克、维生素 C19 毫克，桑椹中的脂肪酸主要由亚油酸和少量的硬脂酸、油酸组成，并含芸香苷、花青素苷等成分。桑椹能提高免疫功能，有中度激发淋巴细胞转化的作用，因此具有抗衰强身、软化血管的功效。临床常用于治疗贫血、糖尿病、慢性肝炎、便秘、神经衰弱、老年虚证、风湿性关节炎等症。

二、禁忌

桑椹性寒，脾虚便溏者不宜食用。现代医学研究表明，桑椹里含有胰蛋白酶抑制物，能使胰蛋白酶的活性降低，从而影响蛋白质的消化吸收，并可引起恶心、呕吐、腹痛、腹泻等肠道症状。临床上曾多次报道因进食桑椹引起的小儿出血性肠炎病例，均与胰蛋白酶的活性降低有关，使产气荚膜杆菌的毒素不能破坏所致。另外，桑椹里含较多的鞣酸，可与金属离子结合，阻碍铁、钙等元素的吸收。

三、附方

1.清肝火、潜肝阳、凉血热　适用于肝阳上亢型的高血压患者,症见眩晕,头部胀痛,耳鸣,目赤口苦,便秘等。平肝番茄汁：西红柿200克（3个），夏枯草2克，青葙子3克，桑椹8克，糖适量。桑椹、青葙子、夏枯草煎汁，去渣取汁，浓缩，得液汁50毫升；西红柿去皮及籽，放植物粉碎机中绞汁，取渣及汁，并对入50毫升药汁及砂糖（每100毫升中加入3克糖），搅匀即可。每天清晨空腹饮用 100 ~ 150 毫升本品，持续饮用半个月，即可见效果。

2.大便秘结　桑椹、黑芝麻、胡桃仁各等量，共捣烂，加蜂蜜适量调匀。每次服 2 ~ 3 汤匙，1 天 3 次，空腹时开水冲服。本方亦适用于产后便秘。

3.用于妇女贫血症　桑椹菠菜粥：菠菜150克，桑椹30克，粳米200克，先将桑椹洗净去杂。与粳米一同入砂锅内加适量清水煮粥，待粥煮至浓稠时加菠菜再煮 10 分钟，用生姜、葱花、食盐、猪化油、胡椒调味食用。每天 2 次，早晚服食。

第五篇　中草药与养病、保健

本草抗疲劳，增添生活活力

喝点菊花茶，消除视疲劳

《本草纲目》中对菊花的介绍：性甘、味寒，具有散风热、平肝明目之功效。看来国人自古就知道菊花有保护眼睛的作用，对眼睛疲劳、视力模糊有很好的疗效。

现代社会，随着信息网络技术对各个行业的覆盖，电脑成为不可替代的办公用品，然而久视以及辐射，也为"电脑一族"的眼睛健康埋下了隐患。

那么如何消除视疲劳呢？

调查发现，21.96%的人一感到视疲劳时就用滴眼液。滴眼液虽然能暂时缓解视疲劳，但是过度使用滴眼液可导致干眼症等不良后果，而且市面上种类琳琅满目的滴眼液，更是让消费者眼花缭乱，难以选择自己适合的滴眼液。

中医认为"累从眼入"，正所谓"久视伤血"，过度用眼会消耗肝血，肝血亏虚使双目得不到营养的供给，从而出现眼干涩、看东西模糊、夜盲等症状，肝血耗损严重，也很容易导致头痛、注意力不集中、情绪烦躁、反应迟钝、疲乏无力和失眠、恶心、欲吐等一系列疲劳症状。由此可见消除视疲劳，对人体整个机能状态及精神状况的调整至关重要。在滴眼液既无法彻底缓解视疲劳，还难以选择的情况下，一杯制作简单、清香扑鼻且能明目的菊花茶无疑是视疲劳人们的福音。

菊花茶看似简单，但其中学问多多。菊花的种类很多，泡茶要选用黄、白菊，以白菊花为佳，长期饮用有"明目、利血气、轻身、延年"的功效，但切忌用野菊花。古人有"真菊延龄，野菊泄人"之说，野菊花性苦寒，长期服用或用量过大时，会伤及脾胃阳气，出现胃部不适、胃纳欠佳、肠鸣、大便稀溏等不良反应，脾胃虚寒者及孕妇都不宜用。所以菊花与野菊花不能混淆，更不能相互替代。

菊花茶不加茶叶，只将干燥后的菊花泡水或煮来喝就可以。泡饮菊花茶时，最好用透明的玻璃杯，每次放上四、五朵，再用沸水冲泡即可。若是饮用的人多，可用透明的茶壶，每次放一小把，冲入沸水泡 2 ~ 3 分钟，再把茶水倒入杯中即可。

饮菊花茶时可在茶杯中放入几颗冰糖，这样喝起来味更甘；菊花茶中可加入枸杞，两种都是中药护眼的药材，泡出来的茶就是有名的"杞菊茶"，尤其适合经常使用电脑办公的上班族、彻夜温习功课的学生们，常喝菊花茶能改善眼睛出现的干涩、疼痛、视物模糊等疲劳情况。

灵芝仙草疗虚劳，健康祥瑞

灵芝又名仙草、瑞草、瑶草、还阳草，自古以来就被认为是如意、美好、吉祥、富贵和长寿的象征。灵芝作为一种祥瑞之物，逐渐形成一种文化渗透到人们生活的各个角落，涉及建筑装饰、绘画艺术、美学、营养学、宗教信仰等各个领域。

古人对灵芝的崇敬，源于发现了灵芝有强身滋补、扶正固本、延年益寿之效。《本草纲目》中记载："紫芝一名木芝，气味甘、温，无毒；主治耳聋，利关节，保神、益精气，坚筋骨，好颜色，久服轻身不老。""疗虚劳"。因此，灵芝常被当作珍贵的补品出现在古书中。

现代人们通过研究证实，灵芝可以抗疲劳，改善神经衰弱，降低胆固醇，遏制高血压、高血糖症状，消除炎症，增强机体耐受力，增强免疫系统，抗肿瘤，保肝解毒，抗衰老等。灵芝作为一种纯天然保健品，日益受到人们的重视。

灵芝能消除疲劳引起的神经衰弱、失眠，因为灵芝对于中枢神经系统有较强的调节作用，具有镇静安神的功效。中医古籍中记载灵芝能"安神""增智慧""不忘"。因此，对于神经衰弱和失眠患者，灵芝就是极为有效的安眠宁神之药。

灵芝具有抗肿瘤的作用，肿瘤发生和扩散的重要原因就是自身免疫功能的低下或失调，而灵芝是最佳的免疫功能调节和激活剂，它可显著提高机体的免疫功能，增强患者自身的抗癌能力。中医认为"正气内存，邪不可干"，灵芝增强免疫的作用恰与"扶正固本"的功效相对应，肿瘤化疗后正是身体虚弱时期，辅以灵芝可减轻化疗副作用，同时也可以防止肿瘤扩散。因此成为抗肿瘤、防癌以及癌症辅助治疗的最佳药物，并且灵芝对人体几乎没有任何毒副作用，这种无毒性的免疫活化剂的优点，恰恰是许多肿瘤化疗药物和其他免疫促进剂都不具有的。

灵芝还具有保肝解毒作用，对多种物理、化学及生物因素引起的肝损伤有保护作用。无论在肝脏损害发生前还是发生后，服用灵芝都可保护肝脏，减轻肝损伤。灵芝能促进肝脏对药物、毒物的代谢，对于中毒性肝炎有确切的疗效。尤其是慢性肝炎，灵芝可明显消除头晕、乏力、恶心、肝区不适等症状，并可有效改善肝功能，使各项指标趋于正常。所以，灵芝可用于治疗慢性中毒、各类慢性肝炎、肝硬化、肝功能障碍等。

灵芝抗衰老的作用更被增添了许多神话色彩，古人誉之为"长生不老仙药"，并把灵芝作为一种起死回生的药物来赞颂，如"白素贞盗仙草救许仙"的故事，家喻户晓，广为流传。传说虽然夸张，但是灵芝确有延年益寿之功效。现代药理研究证明，灵芝所含的多糖、多肽等通过调节免疫、平衡代谢、消除自由基能明显延缓衰老。

此外，灵芝还用来治疗冠心病、高血压、高血脂、糖尿病、风湿类风湿、慢支、支气管哮喘、过敏等。

灵芝常见的食用方法，一种是泡水喝；一种是煲汤喝。除此之外，还有灵芝孢子粉、灵芝孢子油等，有采取冲剂用水冲服，也有采用胶囊用水服用的。下面介绍一下灵芝的简单吃法。

灵芝泡水

材料：灵芝 10 克，蜂蜜 20 克。

制法：灵芝加水 400 毫升，煎煮 20 分钟后，加入蜂蜜 20 克，温饮代茶，每日 1 剂。

功效：长期服用具有补虚强身，安神定志之功效。

灵芝陈皮老鸭汤

材料：灵芝 50 克，陈皮 1 个，老鸭 1 只，蜜枣 2 枚。

制法：先将老鸭剖洗干净，去毛、去内藏、去鸭尾，斩大件；灵芝、陈皮和蜜枣分别用清水洗干净。然后将以上全部材料一同放入已经煲滚了的水中，继续用中火煲三小时左右，以少许盐调味，即可佐膳饮用。

功效：灵芝具安神、健胃、祛痰、活血的作用；陈皮具有行气健脾、燥湿化痰的作用；老鸭肉有滋阴补虚、利尿消肿的作用；蜜枣具有补中益气、止咳润补肺肾、化痰平喘的作用。

灵芝适合各年龄段人群服用，无毒，无副作用，更能解毒，若与其他中、西药并用，还可辅助或增强其药物之正面作用，降低或消除其毒副作用。

女贞子：抗击神经衰弱

女贞子又名女贞实、冬青子、蜡树、虫树，为木梅科植物女贞的成熟果实。女贞子自古以来就是大众爱用的提神、强壮体力之药。女贞树是一种常绿乔木，即使在严冬季节仍保持青翠的枝叶，如同古代女子从一而终的节操，故名"女贞"。

李时珍在《本草纲目》中是这样描述女贞子的："此木凌冬青翠，有贞守之操，故以女贞状之。"

相传在秦汉时期，江浙临安府（今杭州）有一员外，膝下只有一女，年方二八，品貌端庄，窈窕动人，琴棋书画无所不通。员外视若掌上明珠，求婚者络绎不绝，小姐均不应允。员外却贪图升官发财，将爱女许配给县令为妻，以光宗耀祖。哪知员外之女与府中的教书先生私订终身，又瞧不起那些纨绔子弟，到出嫁之日，便含恨一头撞死在闺房之中，表明自己非教书先生不嫁之志。教书先生闻听小姐殉情，如晴天霹雳，忧郁成疾，茶饭不思，不过几日便形同枯槁，须发变白。

　　数年之后，因教书先生思情太浓，便到此女坟前凭吊，以寄托哀思。但见坟上长出一颗枝叶繁茂的女贞树，果实乌黑发亮。教书先生遂摘了几颗放入口中，味甘而苦，直沁心脾，顿觉精神倍增。从这以后，教书先生每日必到此摘果，病亦奇迹般地日趋见好，过早的白发也渐渐变得乌黑了。他大为震惊，深情地吟到："此树即尔兮，求不分离兮。"从此，女贞子便开始被人们作为药物使用了。

　　女贞子有健脑安眠的作用，可治神经衰弱，因此经常失眠多梦、记忆力减退、头昏脑涨者，可以女贞子配合酸枣仁、柏子仁、五味子、天麻等药煎服。女贞子有很好的养生效果。这里为大家推荐一款以女贞为主要食材的药膳。

女贞煮猪肝

　　　　材料：女贞子30克，枸杞30克，猪肝250克，葱、生姜、大蒜、醋、酱油、麻油各适量。

　　　　制法：先将猪肝洗净，用竹签在猪肝上随意刺入十余次，以刺透肝脏；葱切段；生姜切片；大蒜捣成蓉。再将女贞子、枸杞洗净，放入砂锅内，加适量水，用小火煎30分钟后，放入猪肝、葱段、姜片，继续煎30分钟，将猪肝取出晾凉，切片后放入盘中。最后用蒜蓉、醋、麻油调成汁，浇在盘中猪肝片上即成。

　　　　功效：此药膳可滋补肝肾，健脑益智，适宜于贫血、神经衰弱、各种慢性疾病以及肝痛等患者食用。

黄芪益气固表，抗疲劳防感冒

　　黄芪是一味大家所熟悉的中药，几乎所有人都知道它是一味补药，很多经典的大补方中都含有黄芪，民间也流传着"常喝黄芪汤，防病保健康"的顺口溜。

中医认为，黄芪味甘，微温，归脾、肺经。具有健脾补中、升阳举陷、益卫固表、利尿、托毒生肌之效。现代药理研究证实，黄芪能增强免疫功能、改善心功能，具有降压、保肝、调节血糖、抗菌、抑制病毒及激素等作用。

黄芪之效，首推益气固表，中医名方"玉屏风散"就以黄芪为主药，取其固护卫表之功能而抵御外邪侵袭，用来治疗经常性感冒。实验研究表明，黄芪具有增强免疫功能，能增强网状内皮系统的吞噬功能，使血白细胞及多核白细胞数量显著增加，使巨噬细胞吞噬百分率及吞噬指数显著上升，对体液免疫、细胞免疫均有促进作用。黄芪还具有增强病毒诱生干扰素的能力。易感冒者在感冒流行季节服用黄芪，不仅可使感冒次数明显减少，而且可使感冒症状减轻，病程减短。每天用黄芪 5 ~ 10 克，开水泡 10 ~ 20 分钟后代茶饮，可反复冲泡。此法可治疗表虚自汗证，适用于平时易出汗或稍微活动就出汗的人。

黄芪还具有显著的抗氧化作用，能抑制自由基的产生和消除体内过剩的自由基，保护细胞免受自由基产生的过度氧化作用的影响，进而延长细胞寿命。黄芪中的黄芪多糖能减少全身性氧耗，增强机体耐缺氧及应激能力，有明显的抗疲劳作用。

黄芪能促进机体新陈代谢，可使细胞的生理代谢增强。黄芪还能促进血清和肝脏的蛋白质更新，对蛋白质代谢有促进作用，这可能是黄芪扶正作用的另一个重要方面。

黄芪升阳固脱的作用常被用来治疗脱肛、子宫下垂、胃下垂等"中气下陷"病症。健脾补中的作用可治疗脾胃虚弱、倦怠乏力、食欲不振、腹泻。托毒生肌的功效，用来治疗气血亏虚，疮疡难溃难腐，或溃久难敛。黄芪能改善病毒性心肌炎患者的左心室功能，还有一定抗心律失常的作用。黄芪还能扩张外周血管，起到降压作用。

下面为大家介绍几种黄芪的食疗方法。

参芪大枣粥

材料：黄芪15克，党参10克，大枣30克，粳米100克。

制法：黄芪、党参煎水取汁，与后二者一同煮粥食。

功效：本方以黄芪、党参补脾益气，用大枣协同奏效。用于脾虚气弱，体倦乏力，自汗，饮食减少，或易于感冒。

芪苓鲤鱼汤

材料：黄芪50克，茯苓30克，鲤鱼1尾。

制法：鲤鱼洗净，黄芪、茯苓以纱布包扎，加水同煮，以生姜、盐调味。饮汤吃鱼。

功效：本方以黄芪补脾益气，利尿消肿，茯苓利湿补脾，鲤鱼滋养补脾，利湿。用于脾气虚弱，水肿，小便不利，或有蛋白尿；亦用于老人体虚气弱，小便不畅。

黄芪山地粥

材料：黄芪30克，山药100克，生地黄15克。

制法：黄芪、生地黄煎水取汁，山药研为粉末；将前汁煮沸，频频撒入山药粉，搅匀，煮成粥食。

功效：本方中黄芪、山药补气益脾，生地黄养阴清热；三者均能降血糖。用于气虚阴亏、口渴口干、尿频。需要注意的是，黄芪性温热，因此阴虚、湿热、热毒炽盛者应慎用。

适量服用红景天，补血氧抗疲劳

红景天是名贵珍奇的药用植物，李时珍在《本草纲目》中称其为"本草上品"。清代康熙皇帝赐名为"仙赐草"，并把它钦定为御用贡品。民间亦有"长生不老草、九死还魂草"之称。

红景天有如此多的美誉，源自于它神奇的功效，而这就不得不提一下这种独特植物的生长环境，正是这种环境造就了它的神奇功效。红景天在世界上有 100 余种，多分布在北半球的高寒地带，经过长期对缺氧、低温、干燥、强紫外线等高寒恶劣环境的适应与选择，形成了独特丰富的营养成分。

红景天性平、味涩，善润肺、补肾，具有扶正固本、补气养血、滋阴益肺、理气养气、益智健脑的功效，自古以来就被人们奉为滋补圣品。

现代药理研究证实，红景天具有抗疲劳、抗衰老等作用。

1. 抗疲劳

红景天能迅速提高血红蛋白与氧的结合能力，提高血氧饱和度，降低机体的耗氧量，增加运动耐力，缓解运动后疲劳。过劳时，能够加速脂肪和蛋白质的分解，增加能量的传递；过劳后，又能够增加肌糖原和肝糖原的储备。它可以协助身体回复稳态。对防治疲劳综合征，使人体长时间保持旺盛的精力和活力具有明显的作用。因此，红景天长时间以来为体育专门用品，用以提升或保持运动员于比赛或训练期间的耐力。

2. 抗衰老

红景天内所含的红景天素可促进蛋白质的合成，是一种较强的抗氧化物质，并能延缓或预防大脑皮质老化，影响脂类代谢和对抗自由基氧化作用；增强细胞的代谢与合成，提高细胞的活力。红景天对真皮中成纤维细胞有刺激作用，因此对皮肤也有抗老化作用。

另外，红景天能非常有效地解除平滑肌痉挛和调节肠道平滑肌运动，对哮喘、气管炎、痰多、便秘等病症有明显的防治作用。红景天还能够驱风、散寒、消肿、止痛，尤其对关节肿胀有明显的抑制作用，用来治疗风湿及类风湿性关节炎。而红景天的抗氧化作用，能够防治多种因衰老而导致的疾病。如今红景天又逐渐被用于化妆品行业，深受爱美人士的青睐。

日食大枣，补气养血防疲劳

大枣作为一种药食两用的果品，老少皆宜。妇女产后常吃大枣，可得到多种补益，身体及时恢复健康。婴幼儿吃枣泥，有利于发育成长，启迪智慧。中青年人吃大枣，可以缓解工作压力引起的体倦乏力，消除憔悴面容，使人容光焕发。老年人吃大枣，可颐养天年，返老还童。

中医认为大枣味甘性平，具有益气养血、健脾益智之功，能中和百药，入十二经，常被作为药引来用。常食大枣可治疗身体虚弱、脾胃不和、劳伤咳嗽、贫血消瘦等疲劳虚弱性病症。营养学家告诫人们：想要身体好，定要多食枣。

大枣最主要的功效是补气养血，它在中药里面被列为补益药，也是因为这一点。当劳累过度，身体疲乏无力时，吃上几个大枣马上就会浑身有劲儿。这是因为大枣中含有大量的糖类物质，主要为葡萄糖，还含有与人参中类似的达玛烷型皂甙，具有增强人体耐力和抗疲劳的作用。女人每月要来月经，由于这样的特殊生理问题，往往容易导致血虚，而血虚的人，常常出现面色萎黄，全身无力，精神倦怠。血虚几乎是每个女人都有的问题，只不过轻重不同。中医说："女子以血为本。"因此女性更应注重补血，而在补血的食物之中，效果最好的就要数大枣了。

大枣还有健脾胃的功效，脾胃虚弱的人，胃肠功能差，易出现消化不良、腹泻等情况。这样的人，可以吃点大枣来解决。因为大枣能增加胃肠道黏液分泌，纠正胃肠病损。在大枣成熟的季节，把枣劈开，去掉枣皮和枣核，用小火慢慢烤，直到闻到香味飘出，然后用这样的枣煮水喝，健脾开胃的效果很好，不妨一试。另外，大枣与党参、白术共用，补中益气、健脾胃的功效更佳，可以促进食欲、止泻；或和生姜、半夏同用，可以治疗饮食过饱所引起的胃胀、呕吐等症状，现在还常用于治疗慢性萎缩性胃炎。

下面为大家介绍几种大枣的常用食疗方。

大枣菊花粥

材料：大枣50克，粳米100克，菊花15克。

制法：三者一同放入锅内加清水适量，煮至浓稠时，放入适量红糖调味食用。

功效：此方具有健脾补血功效。长期食用可使面部肤色红润，起到保健防病，恢复精神的作用。

大枣香菇汤

材料：干香菇20只，大枣8枚，料酒、精盐、味精、姜片、花生油各适量。

制法：将干香菇先用温水浸发至软，再洗去泥沙；将大枣洗净，去核。用有盖炖盅，加进澄清过滤的泡发香菇的水和适量清水，再放入香菇、大枣、精盐、味精、料酒、姜片、熟花生油少许，盖上盅盖，上蒸笼蒸1小时左右。出笼即可食用。

功效：此汤具有健美、抗衰老，美容抗疲劳的作用。

另外，大枣还有安神助眠、保护肝脏、抗肿瘤、抗过敏、缓和毒性药物副作用的功效。枣虽能补脾胃，益气，然而味过于甘，中满者忌之。小儿疳病不宜食，齿痛及患痰热者不宜食，生者尤不利人，多食致寒热。

酸枣仁，失眠的挑战者

酸枣树广泛分布于我国中、北部地区，无论林间地头、石缝崖边，还是向阳山坡、溪边草丛都能找到它的身影。酸枣树有很强的适应性，御寒抗旱，耐盐碱，尤其黄土高坡一带更是常见。

每到秋天，小小树上挂满红红的果实，秋风一过，落满一地。千万不要小看这种野果，顽强的生命力赋予它很高的的营养及药用价值。其中，酸枣仁被美称为"东方睡果"。

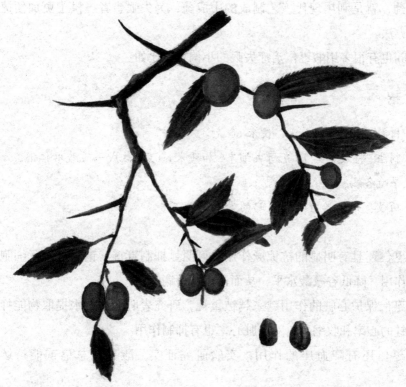

中医认为，酸枣仁性味甘、平，入心肝经，有养心安神、敛汗生津之功，本品性质平和，甘补酸收，功能补养心肝，收敛心气，为养心阴，益肝血而宁心神的良药。《本草纲目》记载："酸枣仁，甘而润，故熟用疗胆虚不得眠，烦渴虚汗之证；生用疗胆热好眠。皆足厥阴、少阳药也，今人专以为心家药，殊昧此理。"可见，安神助眠是酸枣仁最主要的功效，生用炒用均可。

现代药理研究表明，酸枣仁含有的酸枣仁皂甙及黄酮甙类，对中枢神经系统具有抑制作用，可以达到很好的镇静、催眠效果。随着现代生活节奏的加快，竞争越来越激烈，工作越来越紧张，精神压力越来越大，失眠的人也越来越多。然而治疗失眠不能单靠安眠药，吃多了安眠药容易有依赖性，还会影响人的思维功能。所以，酸枣仁作为一种天然的助眠药为人们提供了更安全的选择。

现代科技的发展和中医药学现代化，让酸枣仁在安神、助眠领域发挥了更重要的作用。临床上常可见到的"百合酸枣仁胶囊"或者"枣仁安神液"

之类的药，就是利用现代工艺制成的中成药，为失眠患者提供了更加便捷的服用方法。

民间也有很多用酸枣仁治疗失眠的小偏方，比如：

酸枣仁粥

材料：酸枣仁 10 克，粳米 60 克。

制法：将酸枣仁 10 克研成细末，加粳米 60 克，熬成一碗酸枣仁粥，每天早晚各喝一次。

功效：用来治疗心烦引起的失眠多梦。

酸枣仁还具有明显的抗惊厥作用，可明显抑制青霉素钠对神经元细胞的兴奋作用，降低谷氨酸水平，从而治疗癫痫病。

酸枣仁保护心脏的作用越来越被重视，研究表明酸枣仁水提取物能抑制离体蛙的心率和收缩力，对心脏心率也有抑制作用。

酸枣仁还有降血压的作用，实验研究证实，酸枣仁总皂甙能持续降压。

另外，酸枣汁则可以益气健脾，能改善面色不荣、皮肤干枯、形体消瘦、面目水肿等症状。酸枣中含有大量的维生素 E，可以促进血液循环和组织生长，使皮肤与毛发具有光泽，让面部皱纹舒展，起到美容养颜的作用。酸枣仁总黄酮有很强的清除自由基作用，可以防病抗衰老、延年益寿。

香蕉专治疲劳性失眠抑郁

香蕉，古称甘蕉，肉质软糯，味道香甜可口，是一种老少皆宜的水果。相传，佛祖释迦牟尼正是因为吃了它，才获得了无穷的智慧，因此，香蕉被赋予了"智慧之果"的美称。大家都知道香蕉富含营养，具有多种功效，其中就有消除疲劳性失眠抑郁这一项，所以，还被称为"快乐水果"。

为什么香蕉有此功效呢？原因在于香蕉中含有大量糖类物质及其他营养成分，可充饥、补充营养及能量，并且含有一种可使大脑 5- 羟色胺浓度增加的物质，减少引起情绪低落的激素，使悲观失望、厌世烦躁的情绪逐渐消失，使人心情变得愉快舒畅。进而消除抑郁，改善睡眠。另外，香蕉含氨基酸，会转化成血清促进素，也能令人松弛、提升情绪。

香蕉除了具有抗疲劳作用外，还有明显的降压作用。香蕉防治胃溃疡的作用已被证实，现代科学试验结果表明，食用香蕉有刺激胃黏膜细胞生长的作用，使胃壁得到保护，进而起到预防和治疗胃溃疡的作用。一些胃病病人需服用保泰松来治疗胃溃疡，但服用此药后往往会诱发胃溃疡出血。如果在服药后适量吃些香蕉，就可以起到保护胃的作用。这是因为香蕉中含有的一种化学物质能刺激胃黏膜细胞生长繁殖，产生更多的黏液来维护胃黏膜屏障的厚度，使溃疡面不受胃酸的侵蚀。

由此可见，香蕉妙用多多，但被人们最常应用的却是它的润肠通便作用，香蕉所含的食物纤维可刺激大肠的蠕动，使大便通畅，因此可防治习惯性便秘，特别对老人来说更是大有裨益。

由于香蕉的消化、吸收相当良好，因此从小孩到老年人，都能安心食用，并补给均衡的营养。但中医学认为，香蕉性寒，最适合燥热人士享用，如痔疮出血者、因燥热而致胎动不安者，都可生吃蕉肉。而脾胃虚寒、胃痛腹泻的患者应避之，除非经过蒸煮，寒性减退后才可进食。

本草防治小毛病，提升机体抵抗力

感 冒

1. 板蓝根，感冒病菌的死敌

众所周知，板蓝根是最常见的治疗感冒药物之一，而且疗效可靠，因此，一些人一有点头痛脑热就服两包板蓝根冲剂。而到了季节更替，天气变化无常的时候，更是有不少人跑到药店里购买板蓝根冲剂，美其名曰"预防感冒"。

板蓝根指的是十字花科菘蓝属两年生植物菘蓝的根茎部分。板蓝根含有多种氨基酸、谷幽醇、靛青、靛玉红等多种药用成分，具有清热解毒、凉血化斑的功效，对多种细菌性、病毒性疾病如流感、流脑、腮腺炎、钩端螺旋体病、肺炎、肝炎等有良好的预防和治疗效果。因此，在中药中它是一味常用的清热解毒药。

从药理上来看，板蓝根的毒副作用很小，但这并不意味着它就是无毒的。只是因为板蓝根有解毒作用，所以人们往往就忽略了它的副作用。

事实上，板蓝根的副作用虽然较小，但服用方法也必须严格遵照药品包装上的说明，盲目滥用板蓝根非但起不了防病保健的作用，还会带来一定的风险。如果长时间大剂量地使用板蓝根，在肝脏的解毒能力下降时，就会引起蓄积中毒，使人出现消化系统和造血系统损害，如上消化道出血、白细胞减少等。这种情况在小儿上更为易见，原因是他们的肝脏功能不完善，解毒酶含量不足，而且用药剂量不好掌握。

需要注意的是，还有一些人对板蓝根会产生过敏反应。其表现为，在注射板蓝根注射液的时候，出现头昏眼花、气短、呕吐、心慌、皮疹，有时为全身多形红斑型药疹，严重者血压下降且出现过敏性休克，抢救不及时就会有生命危险。从药性上来说，板蓝根性味寒凉，所以多用于治疗风热型感冒，而对于年老体弱、脾胃虚寒者来说，长期大量使用，会使其体质进一步下降，还可出现口淡、疲乏等症状。

综上所述，板蓝根虽是一剂良药，但却不是包治感冒的万能药，也不是人人都适用。板蓝根虽然有一定的预防感冒的功效，但没有患上感冒之前还是不要盲目服用板蓝根，以免吃错了药而不见疗效。其实，预防感冒最好的方法还是加强体育锻炼，增强自身的免疫力，有了强健的体魄，感冒也就不得其门而入了。

2. 大蒜治感冒，天然抗菌素

大蒜，也称葫蒜，被誉为"地里长出来的抗菌素"，它含有一种杀菌力很强的大蒜素，能杀灭多种病菌。现代药理研究证明，大蒜具有调解机体免疫功能、促进新陈代谢、调节人体血脂代谢异常、防止血栓形成、保护血管的作用。

　　而中医认为大蒜味辛、热，归脾胃、肺、大肠经，不仅能增进食欲、祛湿、止泻痢、消中暑、祛寒气、健脾胃、化积食，还有达诸窍、通五脏、止鼻血、祛腥膻等功效。

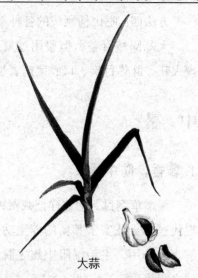

大蒜

　　这样看来，大蒜几乎能防治百病而强身健体，但其毕竟是辛辣之品，如何吃才能容易让人接受呢？在我国北方许多地方，每年的腊月初八，人们都有腌制腊八蒜的习俗，留待春节吃。大蒜用醋浸泡后，不仅蒜的辣味减少了很多，醋中也平添了几分蒜香，味道非常独特，是除夕吃饺子时极好的佐料。

　　其实，腊八蒜不仅口感好，营养价值高，还是治疗感冒的良药。因为腊月是一年中最冷的季节，人们非常容易受到感冒的侵袭，而大蒜辛热，能祛除风寒，通达鼻窍，对于感冒引起的畏寒、发热、鼻塞等症状有很好的效果，而醋也有很好的抑菌或杀菌作用。因此，适度吃点用醋腌制的大蒜可提高机体免疫力，远离感冒困扰。

　　如果连腊八蒜的味道也不能耐受，干脆把蒜片加入热乎乎的汤中饮用，然后捂紧被子，痛痛快快出一身汗，全身毛孔通透了，感冒也就随汗而去了。

　　市面上的大蒜种类很多，而食用大蒜以紫皮品种生食为佳。将大蒜捣碎成泥状，用凉水搅匀，浸泡 10 ~ 15 分钟后拌凉菜食用。只有这样大蒜中的蒜素才能激活，进而发挥作用，延缓细胞的老化速度，具有很好的抗衰老、保健的功效。

　　大蒜纵然有千般好处，还是有很多人拒绝这个宝贝进入自己的餐桌，为什么呢？那就是吃完大蒜后的异味，刺鼻的"蒜臭"味确实不雅。下面就介绍几个小窍门来解决这个后顾之忧。

　　方法一：吃一些生花生米，15 粒左右就差不多了。

　　方法二：把适量茶叶放入口中，5 ~ 10 分钟吐掉就可以消除口腔异味了。

　　方法三：喝一杯牛奶。

方法四：吃山楂制成的各种零食，山楂卷，山楂片，山楂糕，果丹皮等。

大蒜固然百益，但服用过量反而会伤身，中医认为大蒜味辛、热，阴虚火旺、肝热目疾、口腔诸病者慎用，为此，大蒜宜常吃，不宜多吃。

中 暑

1. 藿香，防中暑

《本草纲目》中这样记载藿香："味辛，性微温，归脾、胃、肺经。"现代医学更证实了其新的养生功效。藿香具有芳香化湿、和胃止呕、祛暑解表的作用。主治湿阻中焦之脘腹痞闷、食欲不振、呕吐、泄泻、外感暑湿之寒热头痛等症状。

其实，不只有《本草纲目》中对藿香的主要功能给予了肯定，在其他著作中也有较多的描述。这些都成为后世医学的重要资料。比如《本草述》曰：散寒湿、暑湿、郁热、湿热。治外感寒那，内伤饮食，或饮食伤冷湿滞，

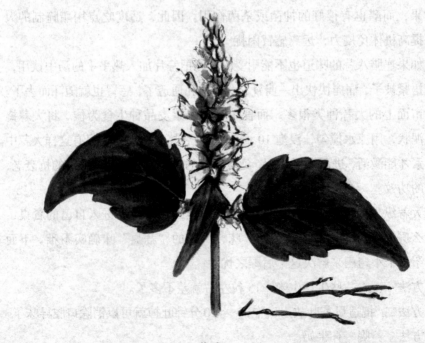

藿香

山风瘴气，不伏水土，寒热作疟等症。《本草再新》曰：解表散邪，利湿除风，清热止渴。治呕吐霍乱，疟，痢，疮疥。梗可治喉痹，化痰、止咳嗽。

盛夏酷暑，气候多炎热潮起，如果此时身体对炎热的气候不能适应，散热机能发生障碍，就容易发生中暑，中医称之为"伤暑"，中医的伤暑又分为"阳暑"和"阴暑"。

"阳暑"，也就是西医概念中的"中暑"。是指在高温、烈日的环境中因劳动、工作时间过长，感受暑热而引起的头晕、眼花、耳鸣、恶心、胸闷、心悸、无力、口渴、大汗等症状。这种中暑往往病情重而危急，不适于用藿香正气水来治疗。

"阴暑"则是在夏日炎炎之时，因过于避热贪凉而引起的中暑。夏季由于暑热湿盛，汗液大泄，肌肤毛孔开放，机体本身就容易受风邪和湿邪的侵袭，若此时过于避热趋凉，如久居于空调房间内，或坐卧于阴凉潮湿之地，或夜间露宿室外，或运动劳作后立即用冷水浇头冲身，或进食大量的冰镇饮料、冰镇西瓜等，均可导致风、寒、湿邪侵袭机体，出现恶寒头痛、发热无汗、鼻塞流涕、口渴、四肢酸痛、胸闷恶心、呕吐腹泻等一系列症状。这就是中医所说的"阴暑"。

随着现代人们生产、生活条件的日益改善，在炎热高温时也重视预防和保健，"阳暑"发生的病例愈来愈少。相反，"阴暑"的发生呈增加趋势。此时用藿香正气来治疗，效果非常显著。另外，藿香正气中的药材成分大多有辛温燥湿的作用，对于在桑拿天中因为湿度大、暑热夹湿而引起的胸闷、恶心、呕吐等症状也有较好的疗效。

2. 正确吃姜，安然过夏天

自古以来中医学家和民间都有"生姜治百病"之说。特别是在感冒受凉之后，煮一碗热腾腾的姜糖水，也是大家的首选。大家对姜的一贯认为是，它是温热的，要在受凉、寒冷的季节多吃，然而民间还流传"冬吃萝卜夏吃姜，不用医生开药方""早上吃姜胜过参汤，晚上吃姜赛过砒霜"。

《本草纲目》中有记载，生姜味辛，性温，能开胃止呕，化痰止咳，发汗解表。其实夏天多吃姜不仅可以避免中暑、缓解疲劳，还有杀菌、助消化的作用。

夏天之所以会发生心慌、中暑的情况，与排汗功能不好有关，姜有发汗和止吐的作用，平时吃点，可以起到预防作用，中暑时吃则能及时缓解症状。夏天天气炎热，人体唾液、胃液的分泌会减少，导致食欲大减，而姜中含有的挥发油、姜辣素、氨基酸能促进消化、增进食欲。同时，夏天人们总是感觉疲劳、乏力，还容易发生失眠等症状，中医认为生姜有化痰定惊的作用，炎热时节吃点能兴奋神经、提神醒脑。

另外，有些人夏季容易拉肚子，是因为人体内的阳气外泄，腹中相对偏寒，姜是温性食物，可以祛除体内的寒气。腹泻后可用生姜、茶叶各9克，水煎服来进行治疗。

天气的炎热让人们整日离不开电扇、空调，而冷热温差的加大又让很多人患上风寒、感冒发烧、头痛、鼻塞等，专家认为生姜能入肺通气散寒，外感风寒的人可取生姜30克切细些，加红糖，以温开水冲泡，趁热温服。

看来夏天吃姜是好处很多，然而古书也有记载："一年之内，秋不食姜。"因为秋天气候干燥、燥气伤肺，加上再吃辛辣的生姜，更容易伤害肺部，加剧人体失水、干燥。

对于"早上吃姜胜过参汤，晚上吃姜赛过砒霜"也有解释。中医有"阴阳消长"的理论，认为上午应该升阳，吃一些温阳、补气、助阳长的食物，比如吃点姜，能促进食欲、温暖身体，利于健康。

接近傍晚，阴长阳消，就要吃一些性味偏凉、养阴的食物。凉性的食物有利于减少发热和兴奋，通气顺畅，利于安眠，恢复体力。如果晚上再吃姜，则会刺激胃肠道，使人过度兴奋，进而影响睡眠，久而久之，对人体健康有害。

除此以外，姜还有多种吃法，例如炒菜、煮汤、熬粥时加点姜丝；做水饺馅时加点姜末，既能使味道更鲜美，又有助醒胃开脾。

生姜虽好，也要注意它的一些用法和禁忌。一般来说，姜最好不要去皮，削皮后不能发挥姜的整体功效；不要吃烂了的生姜，腐烂的姜会产生一种毒性很强的物质，可使肝细胞变性、坏死，从而诱发肝癌、食道癌等；对于阴虚火旺、目赤内热或患有痈肿疮疖、肺炎、肺结核、胃溃疡、胆囊炎、肾盂肾炎、糖尿病、痔疮的人来说，不宜长期食用生姜。

下面介绍姜红茶的做法。

姜红茶

材料：姜、红糖各适量。

制法：姜切成片或丝，与红糖和水一起煮，水开后再煮10分钟左右即可。

功效：治感冒和暖胃，同时还可以退烧，并且在女性痛经的时候起到缓和作用。

但是人们日常还要谨慎食用生姜红糖水：从治病的角度看，生姜红糖水只适用于风寒感冒或淋雨后有胃寒、发热的患者，不能用于暑热感冒或风热感冒患者，也不能用于治疗中暑。服用鲜姜汁可治因受寒引起的呕吐，其他类型的呕吐则不宜使用。

口臭、溃疡

1. 荔枝粥除口臭，甘温健脾

荔枝，素有"人间仙果料""佛果"之美称，可见古人对它的推崇。杜甫著名的绝句"一骑红尘妃子笑，无人知是荔枝来"，再次印证了荔枝之美味，让杨贵妃也无可抵挡，不惜置驿传送，走数千里，乃至京师。更有"日啖荔枝三百颗，不辞长作岭南人"的佳句。

现代研究发现，荔枝的维生素C含量比较高，维生素C是人体必需的营养素，有助于增强机体的免疫功能，提高抗病能力，它还是制造胶原蛋白的关键，对维护皮肤健康很有帮助，还能促进微细血管的血液循环，防止雀斑的发生，令皮肤白皙光滑。

在我国，荔枝一直作为一种健脑益智的重要果品而在民间广泛食用。研究证明，荔枝果肉中含丰富的葡萄糖、蔗糖，总糖量在70%以上，位居多种水果的首位，具有补充能量、增加营养的作用。因此，对大脑有补养作用，

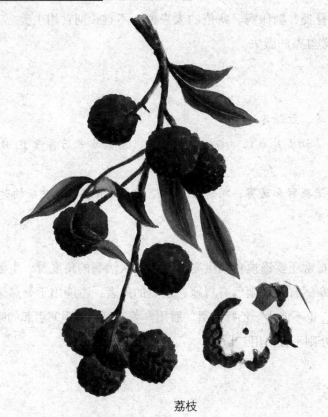

荔枝

能明显改善失眠、健忘、神疲等症。

　　荔枝除广为人知的滋补作用外，还有止呃逆、止腹泻的作用。荔枝甘温健脾，并能降逆，是顽固性呃逆及五更泄者的食疗佳品。此外荔枝还有消肿解毒，止血止痛的作用。还可用于外科疾病，如肿瘤、瘰疬、疔疮恶肿、外伤出血等病。下面给大家介绍几个荔枝的食疗方。

　　（1）荔枝干7枚，连壳烧灰研末，用开水调服，可治呃逆。

　　（2）荔枝干肉15克，大枣3枚，用水煎，常服，可治脾虚泄泻。

　　（3）荔枝干7~10枚，海带15克，海藻15克，以适量黄酒和水煎服，可治疗淋巴结核、疔毒。

　　（4）荔枝干（连壳）30克，研碎，用水煎服，每日1剂，治妇女崩漏。

　　在人们的意识中，口臭的原因无非是口腔本身的疾病，如：龋齿、牙龈炎等，还有进食刺激性食物后的短暂口臭，或者某些胃肠道疾病。除此之外，人们往往认为口臭是因为"上火"了。而荔枝的火气很大，广东人有一句话"一只荔枝三把火"，有些人吃多了会口腔溃疡或流鼻血。因此，口臭了，再吃荔枝，不是火上浇油吗？

其实，有一种口臭，就需要荔枝的温热来治疗。中医学认为，荔枝味甘、酸，性温，具有补脾益肝、理气补血、温阳益气的功效。很多中老年人，患有阳虚便秘，主要表现为小便清长，排便无力，宿便不能及时排出肠道，有害物质被吸收入血，泛溢于口，就会出现口臭。此时，如果用苦寒之药泻火，只能更伤阳气。所以，用荔枝来温阳益气，即可消除口臭。

但食用荔枝的宜忌也要谨记。荔枝乃补血、壮阳火之品，糖尿病患者慎用荔枝；阴虚火旺、有上火症状的人忌吃，以免加重上火症状；阴虚所致的咽喉干疼、牙龈肿痛、鼻出血等症者忌用；实热证的人忌食。

2. 油菜防治口腔溃疡

"莺飞草长三月天，油菜花开满山间"。每年春天，漫山遍野黄灿灿的油菜花早早吹响了迎春的号角。从早春至深秋的漫长季节里，油菜花仿佛一群金色的候鸟，自东向西、由南到北，次第绽放。在广袤的大地上，勾勒出一幅幅令人惊叹的自然画卷。

明代李时珍在考察油菜的生长特点和形态特征后，便把它作为药物录入《本草纲目》，说油菜的茎叶和种子"辛温无毒，方药多用"，有"行血、破气、消肿、散结"的功能，对医治吐血、痈肿、血痢、痔疮等症疗效显著。而人们平时容易患的口腔溃疡，就是因为各种原因导致的"口腔上火""口疮"，比如平时忧思恼怒、嗜好烟酒咖啡、过食肥甘厚腻，均可致心脾积热、肺胃郁热、肝胆蕴热，进而热炽生火，热壅血瘀，发于口即为口疮。这恰恰跟油菜的功效相合。

人们一旦得了口腔溃疡，不仅影响吃饭，并且疼痛难忍，然而当手忙脚乱地涂抹药粉、含漱药液，刚刚使溃疡愈合的时候，又有新的溃疡发生，这种溃疡反复发作，经久不愈，令人烦恼不已。有时候还并发口臭、牙龈红肿、慢性咽炎、便秘、头痛、头晕、恶心、乏力、烦躁、发热等全身症状，让人备受折磨。专家介绍，口腔溃疡都是由于病毒引起的，一般多发于春秋季节交换的时候，免疫力低下的人由于季节变化，而体内的环境不能及时调整，病毒此时就会乘虚而入，造成溃疡。

所以，对于经常口腔溃疡的人，增强身体免疫力，预防溃疡的发生，就显得尤为重要了，而好吃又便宜的油菜，正是人们的上好选择。现代研究证明，油菜中含有丰富的钙、铁和维生素C，能够增强免疫力，对抗各种炎症。另外油菜中的胡萝卜素含量也很丰富，是人体黏膜及上皮组织维持生长的重要营养源，对于抵御皮肤过度角化大有裨益。爱美人士不妨多食用一些油菜，一定会收到意想不到的美容效果。

下面就介绍一种具有高纤维、高营养、低热量，而且美味的油菜做法。

香菇油菜

材料：香菇6朵，油菜1小把，盐2克，酱油适量，蚝油一小匙，水淀粉、鸡精适量。

制法：先将油菜下水稍微焯一下，捞起放凉水里。锅开中火，少量油下葱姜蒜炒香，放进香菇块煸炒后加入适量的清水，加酱油、蚝油，翻炒，直到香菇出汤。香菇收汁差不多的时候，可以加一点水淀粉勾芡。最后把香菇倒在油菜上即成。

功效：为身体补充维生素C和铁、钙等，增强机体免疫力。

消化不良

1. 白萝卜助消化，胃口好

白萝卜是一种常见的蔬菜，生食熟食均可，在民间有"小人参"之美称。李时珍在《本草纲目》中对白萝卜食用价值评议为："可生、可熟、可糖、可醋、可饭，乃蔬中之最有利者。"民间也有许多关于萝卜的谚语，比如："秋后萝卜赛人参""冬吃萝卜夏吃姜，不劳医生开药方""萝卜响，咯嘣脆，吃了能活百来岁"，这些说法虽然有些夸张，但是白萝卜确有其独特的医疗价值。

白萝卜全身都是宝，叶、皮、子均可入药。萝卜叶性温苦辛，归肺肝脾经，具有清肺火、利肝脏的功效。萝卜皮中富含钙质，中老年人宜常吃，可有效预防骨质疏松。

萝卜能化气消滞，具有解除宿食不化之功。《本草纲目》上记载它的作用是："宽中化积滞，下气化痰浊。"因食油腻过多引起的消化不良、胃脘胀满，或滥吃人参补品，引起的肚腹胀气，可用萝卜洗净、剥皮后，切片生食，能帮助消除肚腹胀气。萝卜子（又叫莱菔子）功效同萝卜，且消食行滞、止咳化痰的作用更优于萝卜。

现代研究认为，白萝卜含芥子油、淀粉酶和粗纤维，具有促进消化、增强食欲、加快胃肠蠕动作用。萝卜中还含有一种特殊化合物——异硫氰酸苯酯，能杀虫，对人体无害。研究证明，用萝卜汁来治滴虫性阴道炎，治愈率高达 90% 以上。萝卜汁还有降血压作用，民间用萝卜捣汁加少许蜂蜜治高血压和动脉粥样硬化。所以，常吃萝卜可降低血脂、软化血管、稳定血压，预防冠心病、动脉硬化、胆石症等疾病。高血压患者不妨一试，用法是：取萝卜洗后捣汁，每次服 30 ~ 50 毫升，每日两次，连服一周。

白萝卜还有抗癌作用，由于白萝卜含有木质素，能提高巨噬细胞的活力，从而吞噬癌细胞，而且还含有一种酶能分解致癌的亚硝胺，从而防止癌细胞的生成。另外，萝卜含有能诱导人体自身产生干扰素的多种微量元素，可增强机体免疫力，并能抑制癌细胞的生长。因此，常吃萝卜对防癌、抗癌有重要意义。

食用萝卜虽好处多多，但仍有禁忌，需要注意的是：脾胃虚弱者，应减少食用；服用参类滋补药时忌食本品，以免影响疗效；不宜与橘子同吃，易患甲状腺肿大。

下面就为大家介绍几种常见、安全、有益的萝卜吃法。

蜜饯萝卜

材料：鲜萝卜 0.5 千克，蜂蜜 150 克。

制法：鲜萝卜洗净，切成丁，放在沸水中煮沸后捞出滤干水分，晾干，再放锅内加蜂蜜 150 克，用小火煮沸，调匀即可，饭后食用。

功效：有宽中消食、理气化痰作用。适用于饮食不消，腹胀，反胃，呕吐等症。

凉拌海蜇萝卜丝

材料：海蜇皮200克，萝卜150克，酱油、盐、醋、麻油各适量。

制法：先将海蜇皮切细丝，用开水稍烫，捞出放入凉水中。将萝卜洗净切细丝，用盐稍腌浸一下出水，与海蜇丝放盘内，再加酱油、醋、麻油等调料，拌匀。

功效：这道菜清淡爽口，不仅能缓解消化不良、腹胀，还能败火、止咳化痰。

萝卜排骨汤

材料：萝卜150克，排骨150克，枸杞、盐、姜片、黄酒、红枣、胡椒粉、八角各适量。

制法：先将白萝卜去皮，切块后放置在盘中备用，按照家常方法先炖排。等排骨炖熟，汤炖到白色时，再放入萝卜，用大火煮沸，然后改成中火，煮到萝卜软糯为止，再加入适量的盐、胡椒粉和味精，这样一道营养又美味的萝卜排骨汤就做成了。

功效：促进消化，增强食欲，适合食欲不佳者食用。

2. 山楂到，消化变顺畅

一说到山楂，人们就会想到各种各样的山楂类小食品，什么山楂卷、山楂糕、果丹皮、山楂片、雪球，还有冰糖葫芦。

山楂不仅味美，还有很高的药用价值，我国自元代开始就将山楂作为重要的中草药应用于祛病疗疾。《本草纲目》中记载："山楂性味酸甘、微温，归脾、胃、肝经，化饮食，消肉积、癥瘕、痰饮、痞满吞酸、滞血痛胀。"现代医学更证明山楂具有降压降脂、强心扩冠、防老抗癌、化痰止泻的作用。

山楂中含有丰富的膳食纤维和果胶。膳食纤维是肠道"清道夫"，可以促进肠道的蠕动和消化腺的分泌，有利于食物的消化和废物排泄，特别对消肉食积滞作用更好。目前已有50多种中药配方以山楂做原料，如常见的开胃健脾药"山楂丸""焦三仙""保和丸"等。

中医认为，山楂能散瘀血，有助于治疗跌打损伤，解除局部瘀血状态。殊不知，山楂治疗女性某些月经病也有很好的效果，是血瘀型痛经的佳品。血瘀型痛经常表现为经前 1 ~ 2 天或经期第 1 ~ 2 天发生小腹疼痛，待经血排出流畅时，疼痛逐渐减轻或消失，且经血颜色暗红，伴有血块。

山楂泥

下面为大家介绍一种治疗血瘀型痛经的山楂食用方法。

材料：山楂 1 千克，红糖 250 克。

制法：鲜山楂洗净后加入适量水，文火煮至烂熟，加入红糖，再煮 10 分钟，待其成为稀糊状即可。经前 3 天开始服用，每日早晚各食山楂泥 30 毫升，直至经后 3 天停止服用，此为 1 个疗程，连服 3 个疗程即可见效。

功效：此法适合消化不良者，也适合月经不调、中医辨证为血瘀者。

山楂酸甜可口，但生吃不宜过多。《本草纲目》中讲："生食多，令人嘈烦易饥，损齿，齿龋人尤不宜。"现代研究表明，生山楂中所含的鞣酸与胃酸结合容易形成胃石，很难消化掉。如果胃石长时间消化不掉就会引起胃溃疡、胃出血甚至胃穿孔。临床常用的药物多为炮制过的，如焦山楂等。另外，山楂含有大量的有机酸、果酸、山楂酸、枸橼酸等，空腹食用会使胃酸猛增，对胃黏膜造成不良刺激，使胃发胀满、泛酸，若在空腹时食用会增强饥饿感并加重原有的胃痛，因此，山楂不宜空腹食用。

最后需要注意的是，孕妇不宜多吃山楂，因为山楂有收缩子宫平滑肌的作用，有可能诱发流产，所以，孕妇有早孕反应、进食挑剔时，酸甜爽口的山楂一定要有节制。不过，临产的孕妇吃山楂，则有催产之效，并能促进产后子宫恢复。

盗 汗

1.妙用五味子，敛汗又防风

你是否有过这样的经历，一觉醒来，发现浑身是汗，稍做运动就大汗淋漓。这就是盗汗，这种现象已经成为诸多人的困扰。很多人吃药都不见疗效。这种情况与自身体质有很大关系，需要花费一定的时间来调养才可能祛除病根。这里为大家推荐的是五味子。

早在唐代，五味子的药用价值就被医家挖掘出来。唐代《新修本草》记载："五味皮肉甘酸，核中辛苦，都有咸味。"可见，五味子有5种味道，因而得名。《神农本草》中将五味子列为上品，古代医学家、药王孙思邈说"常服五味子以补五脏气"，女皇武则天更是以服用五味子来延年益寿。

李时珍的《本草纲目》中记载："五味子今有南北之分，南产者红，北产者黑，入滋补药，以用北者为良。"就是说五味子有南北之分，但南五味子的滋补作用较差，所以冬季进补时应选用北五味子。五味子性温，味酸咸，归肺、心、肾经，具有固肺止咳、补肾宁心、益气生津之功，主治肺虚、咳嗽、自汗盗汗等症。

现代医学认为，五味子是一种较为理想的神经系统兴奋剂，经常服用适当剂量对中枢神经系统各部位有反射性反应，均有兴奋、强壮的作用，能调节胃分泌和促进作用，并对肝脏有一定的保护作用。

现代药理学研究还证实五味子对中枢神经系统具有明显的镇静作用：五味子可增强人体中枢神经系统的兴奋与抑制的协调，改善智力水平，提高

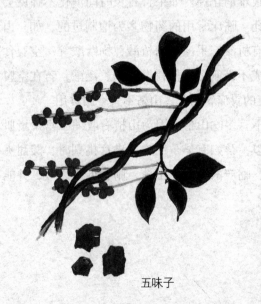

五味子

学习记忆效率。五味子还有扩血管、保肝、抗氧化、抗溃疡的作用；另外，它还能清除自由基、抑制过氧化脂质形成，增强免疫力，延缓衰老。下面介绍五味子茶的做法。

五味子茶

材料：五味子15克，冰糖30克。

制法：将五味子洗净，用开水略烫，立刻捞出，放在茶杯内，加入冰糖，用开水冲泡，1日2～3次。

功效：此茶饮有养心安神，补肾涩精。可治心肾气虚、早泄、遗精、遗尿、失眠、健忘、心悸。此外，还可用于自汗、盗汗、胃酸缺乏、烦渴，以及传染性肝炎的谷丙转氨酶居高不降，口干欲饮，或伴盗汗，湿热症状不显。

2. 浮小麦，补精气止盗汗

冬春换季时是中青年盗汗的高发期，用通俗的话讲，经过一个漫长的冬季，储存在人体内的"精气"已不足，再加上抗寒过度损伤津液，当体质下降时，就会出现盗汗。而且中青年所承担的工作和生活压力都较大，体力、精力多有透支，极有可能导致人体自主神经紊乱，若在日常生活中不注意补气，很容易出现盗汗。

盗汗现象与饮食结构、工作压力、精神状态都有很大的关系，临床上因为盗汗而就诊的人多是因为工作压力增大，冬季进补过度造成的。

如果是气虚造成的盗汗，可以通过饮食调节，达到补气的效果，减少盗汗的产生。

浮小麦就是干瘪的小麦，可以浮在水面上，是一味中药。中药房里就有浮小麦，在做饭时可以放点，做成两掺饭，同时放点红枣，起到补气的作用。如果实在买不到浮小麦，煮食一般的麦子也能起到缓解盗汗的作用。在我们日常饮食中，一些药食两用的中药材，也可以缓解盗汗，例如在炖母鸡汤时，可以加入黄芪、枸杞、党参，或熬粥时加入红枣、莲子、冰糖，都可以补气。

浮小麦为禾本科植物小麦的干瘪果实水淘浮起者。其味甘、咸,性凉,具有益气养心,除热止汗之功效。临床用以治疗多种盗汗,均有较好的疗效。

产后盗汗:浮小麦 15 ~ 30 克,黄芪 10 ~ 15 克,红枣 10 枚,煅牡蛎 20 克。水煎服,每日 1 剂。

体虚盗汗:浮小麦 20 克,红枣、乌梅肉各 15 克,水煎服,每日 1 剂。

热病后盗汗:浮小麦、玉米芯各 30 克,煎汤代茶饮。汗多者服用 3 剂即可。

肺结核盗汗:浮小麦、百部各 15 克,百合 30 克,水煎服,每日 1 剂。

便 秘

1. 胖大海:清宣肺气,润肠通便

胖大海味甘、性寒,可宣肺、利咽、清肠,主治痰热咳嗽、声哑、咽喉肿痛、大便干结等病症,开水冲泡,每次 2 ~ 3 枚即有效。

中医认为,胖大海性寒味甘,有两大功能,一是轻宣肺气,可以用于风热犯肺所致的急性咽炎、扁桃体炎,比如感冒时身体感到发热,嗓子疼,口干,同时伴有干咳;二是清肠通便,用于上火引起的便秘。正确服用,见效就收。

长期大量饮用时,更要注意用药引起的不良反应。胖大海是纯中药,只适用于风热邪毒侵犯咽喉所致的音哑,但对因声带小结、声带闭合不全或烟酒过度引起的嘶哑却无效,另外,过量饮用胖大海会引起大便稀、胸闷等副作用,特别是老年人及脾虚者更应慎用。

以下情况不适合使用胖大海:一是脾胃虚寒体质,表现为食欲降低、腹部冷痛,大便稀溏,这时服用胖大海容易引起腹泻,损伤元气;二是风寒感冒引起的咳嗽、咽喉肿痛,表现为恶寒怕冷、体质虚弱,咳嗽白痰;三是肺阴虚导致的咳嗽,也表现为干咳无痰、声音嘶哑,此种情况多属于慢性呼吸道疾病。

此外,脾胃虚寒及风寒感冒引起的咳嗽、咽喉肿痛、肺阴虚咳嗽不宜使用。入秋季便秘、失音应慎用。而且胖大海一般用量为 3 ~ 5 枚，煎服或浸泡饮用即可，切勿将胖大海当水饮用。

2. 决明子，粥疗治便秘

决明子，也叫草决明、还瞳子、千里光，只看名字，就可猜到决明子有明目的作用，其实除了明目，决明子还有很多神奇的妙用。

中医认为，决明子味苦、甘、咸，性微寒，入肝、肾、大肠经；有清肝明目，润肠通便，降压降脂的功效；可治疗便秘及高血脂、高血压，目赤肿痛、视物模糊等眼疾。

（1）清肝明目

适宜于眼科诸疾，如肝热上冲所致目赤肿痛、多泪、视物模糊，以及青光眼、白内障、结膜炎等，因其有保护视神经的作用，对现代电视族、电脑族等易引起眼睛疲劳的人群有益。

（2）润肠通便

适宜于各种便秘患者，便秘导致肠壁对滞留肠内毒素的吸收，长期便秘，易使人体衰老，也是结肠癌、痔疮等病的诱因，还是心脑血管疾病突发的成因之一，本品使排便顺畅而不稀薄，也无腹痛等不适之症，通便而不伤正，常服无流弊。

现代研究表明，决明子含有多种维生素和丰富的氨基酸、脂肪、碳水化合物等，其保健功能日益受到人们的重视。下面为大家介绍菊花决明子粥的做法。

菊花决明子粥

材料：菊花 10 克，决明子 10 ~ 15 克，粳米 50 克，冰糖适量。

制法：先把决明子炒至微有香气，取出，待冷后与菊花煎汁，去渣取汁，放入粳米煮粥，粥将熟时，加入冰糖，再煮沸即可食用。每日 1 次，连续服 5 ~ 7 日。

功效：适用于高血压、高血脂症，以及习惯性便秘等。

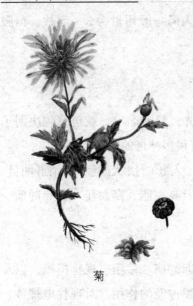

菊

另外，决明子还可外用，可以做枕头，宋代文学家黄庭坚作诗"枕囊代曲肱，甘寝听芬苾，老眼愿力余，读书真成癖"，指的就是决明子枕。使用决明子枕有清热安神、明目助眠的作用。

不过，决明子性微寒，脾胃虚寒，容易腹泻、胃痛的人，不宜饮用决明子泡的茶。低血压者慎用决明子制剂，因其有利水降压作用，以免血压过低，发生危险。其"主宣泻"的副作用，一定要引起怀孕女性的重视，最新研究发现，长期饮用轻则引发月经不规律，重则使子宫内膜不正常，从而诱发早产，因此孕妇忌用。

腹痛、腹胀

入冬后，气候寒凉，老年人及胃肠功能不好的人容易腹胀。一般表现为脘腹胀满，隐痛不适，重则不思饮食、辗转难安。对此情况，可以用具有消食开胃功效的陈皮，陈皮对消化不良或肠胃有问题的人来说，是一剂良药。不妨选择陈皮艾灸加汤饮的方法来缓解。

陈皮灸是治疗腹胀、厌食的好办法。

灸前准备大艾炷、陈皮、生姜、火柴、线香，灰盒等。先取陈皮适量，研为细末，用生姜汁调成糊膏状，用陈皮膏敷在中脘穴和神厥穴上，上置艾炷，用线香火点燃艾炷进行施灸，当患者感到灼热时，则换艾炷再灸。不换陈皮膏，将预定内状数（3～7壮）灸完为止。一般以灸处出现汗湿红晕现象而不起疱，患者又有舒适感为宜。

因本法具有温胃止呕，散寒止痛的作用，所以对风寒湿痹，肠胃虚弱病症均可采用，如胃腹胀，食欲不振等症。

下面为大家介绍陈皮姜枣汤的做法。

陈皮姜枣汤

材料：陈皮 10 克，生姜 50 克，大枣 5 ~ 10 克，水 500 毫升。

制法：陈皮、生姜剁成碎末，与大枣一起加水煮沸后改文火，再煎 3 ~ 5 分钟，即可。趁热饮用效果最好。如嫌苦辣，可加点红糖调味。

功效：陈皮可理气降逆，大枣可补脾益胃，姜是暖胃驱寒的食疗佳品，阴虚火旺者不可多饮。

需要提醒的是，陈皮茶性味偏温，如果伴有口苦等上火症状，以及阴虚火旺者不宜饮用。另外，泡药茶时，千万不可把鲜橘皮当陈皮。因为鲜橘皮不仅不具备陈皮的药用功效，而且表面可能还会有农药和保鲜剂污染。但这并不说明鲜橘皮就没有用处了，我们可以挑选一些熟了的橘子，剥下皮用清水浸泡冲洗 5 ~ 10 分钟，洗净果皮外残留的农药等物，阴干，干燥后装入两层塑料袋中，放置家中的阴凉干燥处贮存 3 年以上再用。

牙　痛

花椒有广泛的综合利用价值，营养极为丰富，很早就广泛应用于烹调、食品、医药、化工等方面。据分析表明，花椒叶富含香精，不仅是高档食品、化妆品及制皂工业的原料，而且具有驱虫、镇痛、麻醉等药用价值。

《本草纲目》中记载花椒："散寒除湿，解郁结，消宿食，通三焦，温脾胃，补佑肾命门，杀蛔虫，止泄泻。"

《神农本草经》记载花椒"味辛、温，主治风邪气，温中，除寒痹，坚齿明目"。花椒有麻醉作用，液体里花椒浓度达 20% 的话，麻醉效果甚至可以与真正的麻醉药，如普鲁卡因等相近。除此之外，花椒还含有能消炎止痛、抑制局部炎症反应的成分，而且花椒里含有的挥发油对 6 种以上的细菌、11 种以上的真菌都具有较好的抑菌、杀菌作用，对牙龈炎之类的感染性牙病，自然就可以起到治本的作用了。

如果牙痛来得突然，一时间无法就医，可以试试以下方法。

茶醋

材料：醋60～80毫升，茶叶5克，花椒25克。

制法：将醋与花椒一起煮30分钟，待稍凉后，用来漱口。或者先将5克茶叶用煮沸的水冲泡10分钟，然后用一个过滤网将茶叶滤出，用1匙醋与茶水搅拌。每日用茶醋混合液漱口两次，就会有效果。

功效：杀菌消毒，适用牙痛。

有人可能会问，如果主料是花椒，那么用花椒直接泡水，或者煮水不就行了吗？醋是否可以不用了呢？建议最好还是用醋，因为花椒除了本身有杀菌消毒的效果外，还会给呼吸道造成刺激。

呕 吐

1. 力气止呕，首选吴茱萸

《本草纲目》记载吴茱萸："开郁化滞，治吞酸，阴毒腹痛，血痢，喉舌口疮。"

吴茱萸，味辛、苦，性温，有小毒，入肝、胃、脾、肾经，有浓烈香味。能驱虫除臭，利五脏，消食积等，有散寒止痛、理气止呕、温中止泻的作用，可用于寒疝睾丸冷痛，脐腹部的寒气作痛，以及寒滞所致的脘腹胀痛、泄泻、呕吐酸水等症。现代药理研究表明：吴茱萸含有吴茱萸碱、吴茱萸内脂醇、脂肪酸等化学成分，对金黄色葡萄球菌、绿脓杆菌、结核杆菌及多种皮肤真菌都有较强的抑制作用，并能驱除胃气和抑制肠内异常发酵，还具有较好的镇痛作用。吴茱萸用于治疗消化不良有较好的疗效。下面给大家介绍一种治疗消化不良的有效方。

吴茱萸贴

材料：吴茱萸 3 克，食醋 5 ~ 6 毫升。

制法：吴茱萸与食醋调成糊状，加温 40℃，摊于两三层纱布上，贴于脐部，12 小时更换 1 次。

功效：有调节肠功能、温中散寒、止痛及帮助消化的作用。

此外，吴茱萸含挥发油、有机酸类等多种化学成分，具有多种药理活性，有免疫调节、降低血糖、抗血小板聚集、抗菌、抗炎等作用，对心功能及血流动力学也有影响。近年的研究发现，吴茱萸具有抗休克、强心作用，以及抗心律失常、抗氧化、抗衰老、抗癌、抗艾滋病和治疗不育症等作用。

2. 胃热呕吐，芦根对症

芦根，俗名苇子、苇子根，多年生草本，生于池沼地、河溪边、潮湿地等处。茎直立，有明显节，节间中空。叶互生，叶片披狭针形或披针形。夏季茎顶开花，排成圆锥花序。多在春末夏初之间采收，入药只用在根部长出的白色嫩芽。

鲜芦根与干芦根，在炮制上略有不同，前者切成寸段即得，后者取原药材，洗净泥沙，捞出微闷后，去掉杂质，洗净晒干。

芦根甘寒，入肺、胃经，清热、生津、止呕。治热病烦渴、口干咽燥、肺热咳嗽、胃热呕吐、小儿隐疹不透。唐代医学家苏敬等编著的《新修本草》中也载："疗呕吐逆不下食，胃中热、伤寒患者弥良。"临床常用芦根治疗温热病初起的发热、烦渴，胃热津伤的呕吐、呃逆，以及肺热、胸痛、咳脓血的肺痈，还可以用于治疗小便短赤、热淋涩痛等症。

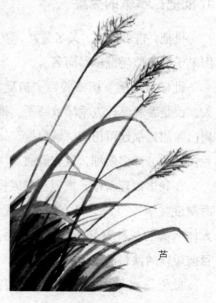

芦

芦根是一种常用的中草药，具有清热、生津、除烦、止呕之功效，对胃热呕吐、口臭、咳痰黄稠腥臭、肺疹、支气管扩张、牙龈出血、胆结石、黄疸、痛风、小儿麻疹、小儿麻痹症及一切热性病人，口干烦渴等病症均有一定疗效，用于治疗小便赤涩、肺痈、肺脓肿、大叶性肺炎、肺燥干咳、吐血、咯血、肺痈、咽干口燥等病症。

下面介绍生芦根粥的做法。

生芦根粥

材料：生芦根30克，粳米50克。

制法：先将生芦根洗净，放入砂锅内，加水适量，煮15分钟，去渣留汁。将粳米和芦根汁放入砂锅中，再加适量水，煮成稀粥即可。每日早餐或晚餐时服用。

功效：清热、生津、除烦、止呕，脾胃虚寒泄泻、风寒咳嗽、胃有痰饮湿浊者不宜食用。

咳　嗽

1. 枇杷：咳嗽的克星

枇杷，古名芦橘，又名金丸、芦枝，是亚热带树种，原产于我国东南部，因果子形状似琵琶乐器而名。

枇杷与樱桃、杨梅并称"初夏三姐妹"，上市时节，黄澄澄的十分诱人，仅是看着已让人垂涎欲滴了。枇杷名品有：浙江余杭的"软条白砂"，肉白味甜；福建莆田的"解放钟"，果肉厚嫩，汁多味美；江苏吴县的"照种白沙"，汁多质细，风味鲜甜。

在我国福建莆田，枇杷被酿成枇杷酒，酒色金黄，澄清透明，有光泽。酒精度在7°～12°，具有纯正、优雅、怡悦、和谐的果香和酒香。且富含人体所需的各种氨基酸，多种维生素及矿物质，具有很高的保健功能，是目前最佳的饮料酒。还有稀有的枇杷蜜，甘甜上口，堪称蜜中佳品。

枇杷是水果中的佼佼者，据营养专家测定，枇杷含有多种维生素、必需氨基酸及矿物质等。其中，胡萝卜素含量仅次于杏和芒果，居果品第三位。而枇杷的类胡萝卜素含量同样丰富，常吃能够增强人的视力。

枇杷不仅营养成分高，还有很好的药用价值，《本草纲目》记载："枇杷能润五脏，有祛痰止咳，生津润肺，清热健胃之功效。"因此，枇杷果味甘酸，性凉，具有清肺，润肺，止咳，和胃，止渴，下气，止吐逆的功效。可治咳嗽、吐血、燥热、呕逆等症，特别是对肺热咳嗽，虚热肺痨，吐血呕逆等症有良效。

下面为大家介绍几个枇杷治疗咳嗽的小偏方。

治肺燥咳嗽：每次吃鲜枇杷果肉 5 枚，每日 2 次。

治肺癌热性咳嗽、咳脓痰与咯血者：枇杷叶 15 克（鲜品 60 克），粳米 100 克，冰糖少许。先将枇杷叶用布包入煎，取浓汁去渣。或将新鲜枇杷叶刷尽叶背面的绒毛，切细后煎汁去渣，入粳米煮粥。粥成后入冰糖少许，佐餐服用。

治胃癌肺转移呕哕、咳嗽：新鲜枇杷叶若干张，糯米 250 克。将糯米用清水浸泡一宿，新鲜枇杷叶去净叶上绒毛，洗净后包粽子，蒸熟后即可食用。每日 1～2 次，连服 3～4 天。

对于小儿咳嗽，儿童肺脏娇嫩，极易受外来邪气侵袭而发病，咳嗽为常见症状，而儿童又不容易配合治疗，因此，好吃有效的枇杷，更加是儿童咳嗽的克星。临床上枇杷常常与川贝母组合在一起，清热润肺、止咳化痰的作用更强，一般药店中常可见到川贝枇杷膏或者川贝枇杷液，口感微甜，不似一般中药汤剂那样苦涩，效果良好，很适合儿童选用。

对于嗜好烟酒的人们，戒掉烟酒不容易，那就选择枇杷，一杯枇杷酒，既解了烟酒之瘾，又不耽误润肺保健，至少利弊对冲一下，让你把这种赛过活神仙的日子过得更心安。

2. 小儿咳嗽，川贝母药引

贝母是百合科草本植物的干燥鳞茎，是一味止咳化痰的良药。据《本

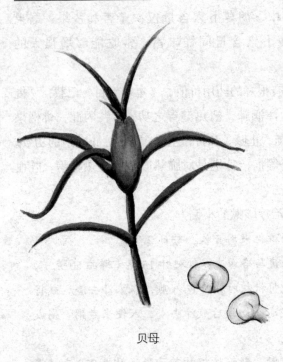

贝母

草纲目》记载：贝母主治伤寒烦热、咳嗽止气、安五脏、利骨髓、消痰润心肺。并有消炎退肿、治疗痛疖肿毒等功效。

贝母因为产地和形状的不同又分为浙贝母和川贝母。前者较后者体积稍大。

川贝母味苦甘，性微寒，具有降压、清热化痰、甘凉润肺、散结开郁等功效，适用于治疗干咳少痰、阴虚咳嗽、疮痛肿毒、乳痛、肺痈、肺热燥咳和咳痰带血等症，常与天冬、麦冬合用。

川贝母冰糖饮

材料：川贝母3克，冰糖6克，梨1只。

制法：将川贝母、冰糖置于去核的梨中，文火炖服。

功效：主治小儿肺阴虚咳嗽。

川贝母蒸鸡蛋

材料：川贝母3克，鸡蛋1个。

制法：川贝母研成粉，装入鸡蛋内，用湿纸封闭，蒸熟吃。每次吃1个，早晚各吃一次。

功效：主治百日咳、肺虚症。

这里需要注意两点饮食宜忌：一般人滋补只适宜每次用3～10克。脾胃虚寒、寒痰、湿痰等病症患者不宜食用。此外，川贝母不能同乌头类药材一起用。

头 痛

天麻，偏头痛的克星

说起头痛的治疗，大多数人都能说起一些自己治疗头痛的方法。这些方法有的是医生建议，有的是自己的经验总结。这其中，用天麻对症头痛的也有不少。近二十几年，天麻在医药市场可谓是"明星"中药了，它的"粉丝"很多，不过是以中老年人为主。

天麻是一味应用历史有三千年的中药，又名赤箭、定风草、水洋芋等，据中国最早的药书《神农本草经》记载："赤箭气味辛温无毒，主杀鬼精物、蛊毒、恶风，久服益气力，长阴肥健。"《本草纲目》云："久服天麻，遍身发出红丹。"清代名医吴仪洛更是直言："血液衰少及非真中风者忌用。"从论述中看出，有两种情况不能用天麻，一种是气血亏虚之人，一种是火热毒邪为病者。

从药材的属性上讲，天麻甘平属土，土能胜湿，而居五行之中，故能治蛊毒、恶风。从这里我们可以明白，准确地讲，赤箭是天麻的地上部分，天麻是赤箭的根茎；赤箭药性是辛温，天麻药性是甘平。《本草纲目》认为天麻"入肝经气分"。

要想知道天麻治疗头痛的机理，还得从天麻的药性说起。

天麻"入肝经气分"，肝属木，在自然界为风，因此天麻的另一个重要作用是治风，经过历代医家的临床实践证明，天麻既可以治疗内风，也可以治疗外风。天麻的特点是质坚微香，降而能升。风邪的特点是善行而数变，并且风邪会裹挟别邪侵犯人体，如风湿、风寒、风热等。

中医理论认为风有内风外风之别。内风指的是肝风，肝风上扰，脑窍不利，可以出现头晕头痛，颈项不适，舌质淡红，舌苔白或黄，脉象弦数，可用天麻钩藤饮加减以潜阳平肝熄风治疗此种病状；肝风挟湿上扰，可出现头晕头重头胀如裹，颈项酸痛，肢体困重，恶心纳呆，口干不想饮水，舌淡苔白腻，脉象弦滑，可用半夏白术天麻汤熄风化痰治疗此病；肝风化热，肝火上炎则会出现头痛头晕，烦躁不安，肢体震颤，失眠，舌质红舌苔黄，脉象弦数，可以用镇肝熄风汤，镇肝熄风清热治疗。

那么，外感风邪的特点是什么呢？一般外感风邪后会头痛，有时头痛剧烈，或在枕部或在太阳穴，或在单侧或在双侧，有时限于头皮，但痛处不定，肢体酸楚，舌质红，苔或白或黄，风挟寒或挟热，脉象弦紧或弦数。治疗外风最好的药物不是天麻，而是川芎、蔓荆子、防风等解表类药物，因此，可以用解表药配以天麻来治疗外风头痛。

有许多人家里有天麻，只知道它是一种名贵的药物，但是不知如何应用，往往听信一些偏方来应用。现代研究表明，天麻的有效成分是香荚兰醇、香荚兰醛，均为挥发油，遇高温易挥发，故一般不将天麻与其他药物一起煎煮，以免损失有效成分，影响疗效。其实，天麻最好的使用方法是：取天麻6～10克，或切片或打碎用开水浸泡，每日饮水，待天麻浸泡胀大后，嚼服天麻。

当然，这里也要留心，对天麻素过敏者慎用。一般过敏者服用后多会在半小时内出现寒战、头晕、头痛等症状，必须立即停用天麻素，并应用抗过敏药物。

创 伤

妙用三七，瘀伤马上好

三七是一种非常著名的中药材，李时珍的《本草纲目》里对它的药效有明确的记载。除药用价值外，三七还具有非常神奇的保健功效。

我国古代许多名医的著作中，称三七是"止血之神药，加入补血补气药中更神"。我国古代军营里常有一些将士因为违反了军令，不得不忍受军棍责打。之后，军医用三七粉为他敷伤，疼痛很快就制止，青肿也可消除。在作战中，为军器所伤的将士，也用三七医治。三七自古以来就是我国军队治疗金创的要药。

中医学上以根、花入药。根块含有三七皂苷甲、三七皂苷乙，以及生物碱、黄酮苷等化学成分。根块性温、味甘、微苦，有行瘀、止血、消肿、定痛的功能；花性凉、味甘，有清热、平肝、降压的功能。块根主治衄血、吐血、咯血、便血、功能性子宫出血。

所谓"生打熟补""金不换""北参南七"等诸多说法都意在传扬三七的神奇。从某种意义上可以这样说，三七是上天赋予人类的自然瑰宝。这里为大家介绍的是由三七为主要材料的补益汤品：鸡蛋三七汤。

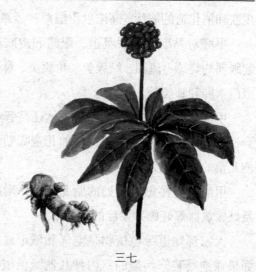

三七

材料：三七末3克，鸡蛋1只，藕汁1小杯，料酒半小杯。

制法：鸡蛋打入碗内，加入三七末、藕汁、料酒，搅匀，加水搅拌稀释，放锅内隔水炖熟。

功效：此汤具有补血活血止血之功效，适用于血虚血瘀所致的吐血、外伤失血、夹血块等。

市草装饰家居，健康环保益处多

去除居室甲醛的花草

甲醛是一种无色、有强烈刺激性气味的气体。易溶于水和乙醇、醇和醚。甲醛在常温下是气态，通常以35%～40%的甲醛水溶液叫做福尔马林。甲醛主要来自胶粘剂及其有关的制品，如人造板材（胶合板、纤维板、细木工板、大芯板、中密度板、刨花板等）、家具、壁纸（布）、化纤地毯、油漆、涂料，有些服装、箱包和鞋类以及化学烟雾等。其中，人造板中释放甲醛是持久的，研究表明，室内甲醛的释放期为3～15年。

甲醛如此广泛应用于生活的各个领域，其危害更加严重。

据调查研究表明，甲醛对神经系统、免疫系统、肝脏等都有毒害。长期接触低剂量甲醛可以引起慢性呼吸道疾病、女性月经紊乱、妊娠综合征，引起新生儿体质降低、染色体异常，甚至引起鼻腔、口腔、鼻咽、咽喉、皮肤和消化道的癌症。高浓度甲醛对神经系统、免疫系统、肝脏等都有毒害。

甲醛对黏膜、上呼吸道、眼睛和皮肤具有强烈刺激性。接触甲醛可引起眼部灼烧感、流泪、结膜炎、角膜炎、鼻炎、支气管炎，重者发生喉痉挛、声门水肿和肺炎等。

甲醛对儿童的危害无论从身体还是智力发育看都不容忽视，甲醛可能会诱发儿童的血液性疾病；增加儿童哮喘病的发病率；导致儿童铅中毒；使儿童的智力大大降低。

甲醛可直接影响孕妇的胎儿发育，增加妊娠高血压综合征、妊娠呕吐及妊娠贫血等妊娠并发症的发病率。

大家都知道绿色植物是空气和城市最好的绿色天然的"环保卫士"，如果在饱受装修污染的室内种几盆绿色植物，也可以起到吸收有害气体，净化空气的作用。而有效吸收甲醛的绿色植物有：常春藤、吊兰、绿萝、虎尾兰、芦荟等。

1. 常春藤

常春藤是一种寓意美好、花形美丽的常绿藤本花卉，预示春天长驻，深得人们的喜爱。

四季常青的常春藤，其叶色和叶形变化多端，是造型优美的攀缘性植物，可以用作棚架或墙壁的垂直绿化。而且，也特别适合于室内盆栽培养，是非常好的室内观叶植物，只要将枝叶进行巧妙放置，就能带给人一场视觉盛宴。

常春藤还能吸收有害物质，特别是甲醛，它通过叶片下的微小气孔，可将有害气体转化为无害的糖分与氨基酸。

每平方米常春藤的叶片可以吸收甲醛 1.48 毫克，而两盆成年的常春藤的叶片总面积大约 0.78 平方米。同时常春藤还可以吸收苯这种有毒有害物质，24 小时光照条件下可吸收室内 90% 的苯。根据推测，10 平方米的房间，只需要放上 2 ~ 3 盆常春藤就可以起到净化空气的作用。此外，它还能吸附微粒灰尘。

2. 吊兰

吊兰又称垂盆草，是最为传统的居室垂挂植物之一。它叶片细长柔软，从叶腋中抽生的匐匐茎长有小植株，由盆沿向下垂，舒展散垂，似花朵，四季常绿；它既刚且柔，形似展翅跳跃的仙鹤，故古有"折鹤兰"之称。总之，吊兰那特殊的外形构成了独特的悬挂景观和立体美感，可起到别致的点缀效果，从而美化室内环境。

吊兰不仅是居室内极佳的悬垂观叶植物，还是一种良好的室内空气净化花卉，具有极强的吸收有毒气体的功能，可吸收室内80%以上的有害气体，吸收甲醛的能力超强。一般房间养1～2盆吊兰，空气中有毒气体即可吸收殆尽。一盆吊兰在8～10平方米的房间内，就相当于一个空气净化器，它可在24小时内，杀死房间里80%的有害物质；吸收掉86%的甲醛；能将火炉、电器、塑料制品散发的一氧化碳、过氧化氮吸收殆尽；还能分解复印机、打印机所排放的苯，吸收香烟烟雾中的尼古丁等有害物质。故吊兰又有"绿色净化器"之美称。特别是吊兰在微弱的光线下，也能进行光合作用，吸收有毒气体，尤其是吊兰喜阴，更适合室内放置。

除了净化空气的作用，吊兰全草也可药用，有清热解毒、养阴润肺、消肿散瘀之功效。用来治疗咳嗽、声哑、跌打损伤、牙痛等。

3. 芦荟

谚语说："吊兰芦荟是强手，甲醛吓得躲着走。"吊兰能除甲醛前面已经介绍过，殊不知芦荟对甲醛的吸收也特别强，也是净化空气的多面手。不过相较于吊兰喜阴，芦荟则喜阳，更适合放置在明亮的地方，才能发挥其最大功效。

一盆芦荟在4小时光照条件下，可消除一平方米空气中90%的甲醛，吸收二氧化碳、二氧化硫、一氧化碳等有害物质，还能杀灭空气中的有害微生物，并能吸附灰尘，对净化居室环境有很大作用。当室内有害空气过高时芦荟的叶片就会出现斑点，这就是求援信号，只要在室内再增加几盆芦荟，室内空气质量又会趋于正常。因此，盆栽芦荟有"空气净化专家"的美誉。

芦荟不仅能净化空气，而且具有很强的药用价值，前文已经提及《本草纲目》中对芦荟养生作用的总结和肯定，在此不再赘述。随着时代的发展，现在的很多美容品中也都含有芦荟成分。

另外，芦荟现已经开发出不少盆栽品种，具有很强的观赏性，所以，家里放几盆芦荟，除了环保考虑，还可用于装饰居室，两全其美。

4. 绿萝

绿萝又名黄金葛，原产印度尼西亚。它有着"叶形美观，株形飘逸"的美貌，藤长数米，节间有气根，随生长年龄的增加，茎增粗，叶片也越来越大。叶为绿色、互生，少数叶片也会略带黄色斑驳，全缘，心形。绿萝花象征着希望与力量，它一年四季都是绿色的，尽管没有特别的芳香，也不是特别的娇艳，但它的绿足以让人喜欢上它，而且它是高效的空气净化器，因此观叶植物绿萝成为优良的室内装饰植物之一。

绿萝是除甲醛的好手，其功能不亚于常春藤。除了甲醛，家用清洁洗涤剂和油烟的气味也是危害人体健康的杀手，所以，在厨房或者洗手间的门角摆放或者悬挂一盆绿萝，可以有效吸收空气内的化学物质，化解装修后残留的气味。既能净化空气，又能充分利用空间，蔓茎自然下垂为呆板的柜面增加活泼的线条、明快的色彩，具有很高的观赏价值。

经检测，每平方米绿萝 24 小时可清除甲醛 1.24 毫克，氨气 2.48 毫克，此外，绿萝对室内的一氧化碳、二氧化碳等气体也有很强的吸收能力。绿萝是一种非常适宜居室环境的植物，在家中摆几盆绿萝，既净化了室内的空气又为房间增添了自然气息。

在具体栽培时注意，绿萝非常适合水培，清秀的叶子下垂，自然脱俗。还可以将过长的绿萝枝剪下随意插入各种容器中，装点居室的任意角落。

5. 扶郎花

扶郎花（又名非洲菊）也是吸收甲醛的好手，它的花能分解两种有害物质，即甲醛和二甲苯。不仅如此，它还具有很强的观赏性，此外，其花瓣、根茎还能入药。

关于非洲菊有一个美丽的传说：20 世纪初叶，位于非洲南部的马达加斯加是一个盛产热带花草的小国。当地有位名叫斯朗伊妮的少女，从小就非常喜欢种茎枝微弯、花朵低垂的野花。当她出嫁时，她要求厅堂上多插一些以增添婚礼的气氛。来自各方的亲朋载歌载舞，相互频频祝酒。谁料酒量甚浅的新郎，只酒过三巡就陶然入醉了，他垂头弯腰，东倾西斜，新娘只好扶他进卧室休憩。众人看到这种挽扶的姿态与那种野花的生势何其相似，不少姑娘异口同声地说："噢，花可真像扶郎啊！"从此扶郎花的名字就不胫而走了。

另外，虎尾兰、文竹、鸭跖草、秋海棠等都有很强的去甲醛能力，并且外形各具特色，别样美观。其中有些还可入药，如：秋海棠具有清热消肿、活血散瘀、凉血止血、调经止痛等功效，可治疗咽喉肿痛、吐血、月经不调和胃溃疡等；鸭跖草具有清热泻火、解毒的功效，可用于咽喉肿痛、毒蛇咬伤等；文竹有止咳、润肺、凉血解毒之功效；此外龙舌兰还可用于酿酒，用其配制的龙舌兰酒非常有名。

甲醛的释放是一个漫长的过程，那就种几盆赏心悦目的花草，让它们帮你打好"去甲醛、保健康"的持久战吧。

去除居室苯类的花草

研究表明，影响室内空气质量，对人体健康危害最大的是甲醛、苯系物等有机污染物。甲醛受到人们的广泛关注，而被誉为"芳香杀手"的苯系物却易被忽视。苯系物为无色透明油状液体，具有强烈的芳香气味，易挥发为蒸气，易燃有毒，主要来源于各种胶、油漆、涂料和防水材料的溶剂或稀释剂。尤其是建筑施工中使用的混凝土外加剂，特别是在冬季施工过程中，在混凝土墙体中加入尿素和氨水为主要原料的混凝土防冻剂，这些含有大量氨类物质的外加剂在墙体中随着温度湿度等环境因素的变化而还原成氨气从墙体中缓慢释放出来，造成室内空气中氨的浓度大量增加。

目前，苯系化合物已经被世界卫生组织确定为强烈致癌物质，且对人体各个组织器官损害严重。

慢性苯中毒主要是苯对皮肤、眼睛和上呼吸道有刺激作用。经常接触苯，皮肤可因脱脂而变干燥、脱屑，有的出现过敏性湿疹。长期吸入苯能导致再生障碍性贫血。初期时齿龈和鼻黏膜处有类似坏血病的出血症状，并出现神经衰弱症状，表现为头昏、失眠、乏力、记忆力减退、思维及判断力降低等症状。之后出现白细胞减少和血小板减少，严重的可使骨髓造血功能发生障碍，导致再生障碍性贫血。若造血功能完全破坏，则可引起白血病。苯可导致胎儿的先天性缺陷。

甲苯和二甲苯主要作用是对中枢神经系统的损伤及引起黏膜刺激。甲苯在反复暴露情况下如用鼻吸进会使大脑和肾受到永久损害。二甲苯会造成皮肤干燥、皲裂和红肿，神经系统受损，还会造成肾和肝暂时性损伤。皮肤反复接触苯系物可导致刺激性皮炎及中枢和周围神经功能障碍。研究表明，女性对苯及其同系物危害较男性敏感，甲苯、二甲苯对生殖功能亦有一定影响，育龄妇女如长期吸入苯还会导致月经异常。

苯的危害如此之大，人们想尽办法来消除室内的苯，最实惠方便而有效的办法就是在室内放几盆吸收苯的植物，既除去了污染，又美化了房间，令人赏心悦目。吸收苯的植物主要有：苏铁、红掌、花叶万年青等。

1. 苏铁

苏铁科植物是世界上最古老的种子植物，与恐龙同时称霸地球，被称为植物活化石。其树形奇特古雅，叶片苍翠，四季常青，颇具热带风味，是珍贵的观赏树种。适合种植于南方地区的庭前阶旁及草坪内，宜用多株与山石配成景点，北方宜做大型盆栽，放于厅堂甚为美观。

苏铁能有效地清除二氧化硫、乙醚、乙烯、一氧化碳和过氧化物等有害物质，并具有吸收和减少空气中苯含量的功能，能净化汽车排放的过氧化氮、铅蒸气等。

《本草纲目》中这样记载："苏铁以叶、根、花及种子入药。味甘性平，有小毒。种子有平肝、降血压作用。"正是因为其具有收敛止血、解毒止痛的功效，可以用于各种出血、胃炎、胃溃疡、高血压、神经痛，闭经、痛症；根可祛风活络、补肾，用于肺结核咯血，肾虚牙痛、腰痛、白带、风湿关节痛、跌打损伤。花有理气止痛，益肾固精的作用，用于胃痛、遗精、白带、痛经。

2. 红掌

红掌别名花烛，火鹤花，希腊文名之"安世莲"，译意为"有尾的花"。它有如一只伸开的红色手掌，在掌心上竖起一小条金黄色的肉穗，学名叫做"佛焰苞"。用西方插花的方式，用低浅的花瓶集丛插养，周围再衬以白色或紫色的小花，使厅堂显得异常瑰丽和华贵。此外，当新店开张或婚礼喜庆时，人们还喜欢挑选它作花篮，以增添欢乐的气氛。擅长花道的日本人将它冠以"大红团扇"的美誉。

红掌属于多年生常绿草本植物，株高30～70厘米。茎极短，叶柄坚硬细长；叶片鲜绿色，目前，除朱红外，还有白、绿、鹅黄等品种。红掌不仅外形美观，而且具有吸收苯类物质的作用，还能防粉尘、挡辐射，为人们的健康保驾护航。

红掌的生长需要稳定的温度环境。一般日光温室和大棚栽培比较困难。它对温度要求较高，生长适温20～32℃，25～28℃生长最迅速，冬季温度不能低于15℃，否则不能形成佛焰苞，13℃以下就可能出现冻害。夏季温度超过35℃时，要注意喷水降温保湿。

3. 万年青

万年青在人们心目中代表着健康、长寿，它有很多品种，自古以来就被人们当做居室观赏性植物。其中，花叶万年青叶片较宽大，且有不同斑点、斑纹或斑块，色彩明亮强烈，色调鲜明，四季青翠，优雅美丽，是高雅的室内观叶植物，也是目前备受推崇的室内观叶植物之一。用万年青点缀客厅、书房、卧室、给人以恬淡、安逸之感；也可与彩叶凤梨、孔雀竹芋等彩叶植物配合装饰窗台，给人以争奇斗艳之感；若与简洁的家具配合，更是相得益彰。小盆种植的万年青可放在书桌、茶几及卧室台面；较大型植株适宜用来布置客厅、会议室、办公室等。在较阴暗的房间可观赏4～6周；在靠近窗台、光线比较强的场合可长年欣赏。

花叶万年青不仅美观，还具有很强的吸收室内有毒气体的作用，特别是吸收苯的作用超强。新装修的房屋含有大量的苯类化合物，而且释放过程缓慢，因此，在室内放一盆花叶万年青，既别有雅致，又环保健康，一举两得。还有现在的写字楼中，摆满了复印机、打印机之类的办公用品，一启动，灰尘、苯之类的污染物就充斥在空气中，影响人们的健康，所以许多写字楼中经常可见到盆栽的万年青也就不足为奇了。

现代人们为了时尚，经常把头发染成五颜六色，其实这严重损害健康。因为染发剂中有一种不可缺少的着色物质叫对苯二胺，它是国际公认的致癌物质，与染发剂的价格高低没有关系。染发的危害很多，主要表现在：皮肤过敏反应，用的时间越长，发生过敏的概率越高；染发是白发迅速增加的罪魁祸首，导致越多越染，越染越多的恶性循环。因此，人们讲究居室环保的同时，也关注一下自身的环保，避免中毒。

切断居室有害电磁辐射的植物

电磁辐射对人体的危害包括热效应和非热效应：人体接受电磁辐射后，高频电磁波对生物机体细胞起"加热"作用，使机体升温。如果吸收的辐射能很多，靠人体体温的调节无法把热量散发出去，就会引起体温升高，进而引发各种症状，这被称为热效应。低频电磁波对机体产生影响，体温并未明显升高，但干扰了人体的固有微弱电磁场，使血液、淋巴液和细胞原生质发生改变，对人体造成严重危害，这些属于非热效应。

人们整天在这样的环境中，不得不为自己的健康着想，而仙人球和仙人掌有阻挡电磁辐射的作用，人们可以在墙角、桌边处摆放赏心悦目的"小刺猬"。其中，以金琥仙人球、黄毛掌最多见，两者抗电磁辐射的作用也比较强。

1. 金琥

金琥别名黄刺金琥，是仙人掌科金琥属植物中最具魅力的仙人球种类。金琥球体浑圆端庄碧绿，刺色金黄，阳光照耀下熠熠生辉，整体感觉可爱又美观。特别适合在家居、商场、写字楼、会议室、宾馆、酒店、餐厅等室内场所摆设，可美化环境、净化空气，让人赏心悦目、神怡气爽，是现代都市室内绿化的最佳选择。

金琥仙人球和多肉植物有个别称——"懒人植物"，这一类的植物日常无须太多的呵护和照料，但是却有很好抗辐射作用。因为仙人球是在日照很强的地方生长，所以吸收辐射的能力特别强。如果在计算机旁放置两盆金琥仙人球，可以帮助人体尽量少地吸收计算机所释放出的辐射。

金琥仙人球被称为夜间"氧吧"，仙人球"呼吸"多在晚上比较凉爽、潮湿时进行。"呼吸"时，吸入二氧化碳，释放出氧气，所以，在室内放置金琥这样一个庞然大物，无异于增添了一个空气清新器，能净化室内空气。故又为夜间室内摆设的理想花卉。

另外，金琥仙人球还是吸附灰尘的高手。在室内放置一个仙人球，可以起到净化环境的作用，所以，千万别小看仙人球。

如果你确实想养仙人掌，建议养迷你仙人掌，将其放在书房的窗台上和各式窗帘搭配相得益彰。只是你别忘了它，多多晒太阳，常常给它开窗通通风，它才能快乐地生长。

2.文竹

文竹，又称云片竹，其实它不是竹，而是百合科天门冬属的一种多年生藤本植物。《本草纲目》中记载其性味苦寒、无毒，有凉血解毒的功效。而其得名是由于其叶片轻柔，常年翠绿，枝干有节似竹，而且姿态文雅潇洒，因此称为文竹。

文竹的枝叶纤细，犹如翠云。果实成熟后，会呈现出浓绿丛中点点红的景象，非常可爱。再加之耐阴，摆在床头、茶几，文雅大方，是一种很好的室内花卉。而且，其枝叶不仅可做插花的衬叶材料，还可药用，具有止咳润肺的功效。

文竹应经常移放阳台见光，才可使其生长旺盛，并进行适当的整形修剪，将枯枝、弱枝剪去，以提高观赏效果。另外，文竹喜爱清洁和空气流通的环境，要是受烟尘、煤气等有害气体的刺激，叶子便会发黄、卷缩以至枯死。

文竹不但可以改善空气质量，而且可以对精神抑郁、情绪低落者有一定的调节作用。文竹，在夜间除了能吸收二氧化硫、二氧化氮、氯气等有害气体外，还能分泌出杀灭细菌的气体，减少感冒、伤寒、喉头炎等传染病的发生，对人体的健康大有好处。

3. 虎尾兰

虎尾兰又名虎皮兰，是百合科植物，闻起来有一股甜美淡雅的香味，它对环境的适应能力强，是一种坚韧不拔的植物，不但可以排毒还可以释放大量氧气，吸收辐射的能力也很强，在电脑旁摆上一盆，绝对让你舒心百倍！

虎尾兰可净化居室空气，能吸收空气中近80%的有害气体，特别是吸收空气中甲醛的能力很强，并能在夜晚有效地吸收二氧化碳，释放氧气。与其他植物相比，虎尾兰含有更多的阴离子，是室内空气的天然清道夫。

虎尾兰叶片和根茎可入药，味酸性凉，有清热解毒、活血消肿之功效。主治感冒、肺热咳嗽、支气管炎、外治痈肿、毒蛇咬伤、烫伤、腮腺炎、跌打损伤等病症。

书房里，电脑桌上，布置植物有益于烘托清静幽雅的气氛。可以选择如梅、兰、竹、菊之类自古以来为人们推崇的名花贵卉，还可选择一些清爽淡雅的植物，以调节神经系统，消除工作和学习产生的疲劳，并且与浓郁的书香相得益彰。如在书桌上点缀几株清秀俊逸的文竹、铁线蕨，婀娜娇俏的仙客来、碗莲都是理想的选择。栽植简洁大方的盆栽植物，创造一种清静雅致的气氛，把它放在墙角或书架的旁边，能给您一份温馨，一份愉悦。

4. 黄毛掌

黄毛掌别名金乌帽子，属于仙人掌科植物，是庭院绿化美化的上好花卉品种，尽管它们满身带刺，但外形却很美观，可用以加工入药和食用。

黄毛掌还具有吸收电磁波辐射、减少电脑危害人体健康的"特异功能"。仙人掌类植物身上带刺，肉质厚，含水分多，易于吸收和化解周围环境的电磁场辐射，减少室内外的污染，有益人体健康。有园艺专家建议，凡在有电磁辐射的电视、电脑和微波炉等放置地方，都可摆上几盆仙人掌。国外许多大型的电脑放置场所，无不摆满了大大小小的仙人掌，这种科学措施，我们不妨借鉴。

作为电脑一族，整天感觉昏昏沉沉、全身疲劳，这些都是电脑辐射导致的。其实，防辐射除了在桌角放几盆仙人掌或仙人球，还有很多方法。

首先，上网前先做好护肤隔离，用完电脑后，及时洗脸，这样将使所受辐射减轻。其次，室内不要放置闲杂金属物品，以免形成电磁波的再次辐射。使用电脑时，亮度应适宜，太亮则辐射越大，太暗易造成眼睛疲劳。

另外，应尽可能购买新款的电脑，旧电脑的辐射更厉害。还应尽量别让屏幕的背面朝着有人的地方，因为电脑辐射最强的是背面，其次为左右两侧，屏幕的正面辐射反而最弱。另外，以能看清楚字为准，至少也要50~75厘米的距离，这样可以减少电磁辐射的伤害。

最后，电脑族应多吃胡萝卜、豆芽、西红柿、香蕉、瘦肉、动物肝等富含维生素 A、维生素 C 和蛋白质的食物。最简单的办法就是在每天上午喝 2 ~ 3 杯的绿茶，吃一个橘子。

市草驱虫，提升生活舒适感

驱蚊草

目前，对付蚊子的办法无外乎蚊香、电热蚊香片、杀蚊剂几种，这些产品的灭蚊效果虽然不错，但对人体健康却有一定的危害，尤其对婴幼儿。

现代人们追求高品质的生活，当然不愿意因为驱蚊而损害健康，因此，居家栽培一些有驱蚊功能的花卉是不错的选择。常见的可以居家栽培的驱蚊花卉有驱蚊草，它有驱避蚊虫、净化空气、杀菌消毒、提神醒脑、增进食欲等神奇功效，而且对人畜无害，是生物界公认的自然驱蚊效果比较理想的植物。

驱蚊草有一种清新淡雅的柠檬香味，养在屋子里，蚊虫会像躲避瘟疫一样慌忙逃走。原因是驱蚊草含有一种特别的"小原料"，将具有驱蚊基因——香茅醛基因结构植入"香草"，利用其自身独有的释放系统作为载体，将香茅醛物质源源不断地释放于空气中。同时，还植入含有清新气味和净化空气作用的植物 DNA（基因）结构，形成"天然蒸发器"，因而芳香四溢。

此外，驱蚊草还释放氧气改善空气质量，净化室内空气，并且其幼苗具有很强的可塑性，植株的造型可人为随意改变，成苗枝干木化。所以，它不仅对人们的生存质量有所提高，同时又具有极高的观赏价值。

驱蚊草适合置放于家庭、庭院、医院、办公室、生活社区等场所，创造无蚊、清新的生存空间。看似小小的绿色植物，却能为人类带来不小的福音和效益。

薰衣草

薰衣草，这个从法国普罗旺斯来到我国新疆的香草精灵，扎根伊犁河谷已经 40 多年了。每年的 5、6 月间，当伊犁河谷的薰衣草田里，大片大片蓝紫色的花朵像海浪一样在随风摇曳时，风中送来阵阵沁人心脾的花香，似乎在告诉收割者，又是一年收获薰衣草的季节了。

薰衣草在罗马时代就很出名，罗马的贵族名媛将它做成香包馈赠亲朋好友。在茶文化浸润的东方国度，人们将薰衣草花和蜂蜜一起泡成了清香可口的花茶。因其功效很多，被称为"香草之后"。另外还有"芳香药草"的美誉，可以治疗伤风感冒、腹痛、湿疹，其香气能醒脑明目，使人舒适。

薰衣草还能驱除蚊蝇，其叶、茎、花全株均有香气，尤以花的香气浓郁而柔，无刺激感，无毒副作用。夏天天气炎热，是蚊虫孳生、猖狂的季节，尤其在晚上常常让人无法安睡。如果不小心被蚊虫叮咬，轻则皮肤红肿，重则可能被传染上一些疾病。因此，居室中放两盆薰衣草，能够避免蚊蝇骚扰。薰衣草特殊的芳香能让人感到安宁镇静、洁净身心。

在黑死病肆虐的时代，法国格拉斯制作手套的工人，因为常以薰衣草油浸泡皮革，许多工人因此逃过鼠疫的侵袭。这个传闻也许有些真实，因为鼠疫病菌是经由跳蚤传播的，而薰衣草可以驱除跳蚤。

薰衣草已经被广泛使用于药草学上，薰衣草油可以减轻头痛的症状，也可以用来治疗皮肤烧烫伤或发炎。将薰衣草的种子和花加到枕头内，可以帮助入眠；在一杯热水中加入一点薰衣草油，有镇静、放松心情的效果。薰衣草油（或是萃取的精油）以一比十的比例，混合的稀释液，可以治疗粉刺。

在食用方面，薰衣草除了可以冲泡成茶饮外，长久以来，欧洲人早已知道薰衣草具有健胃功能，故烹调时常加入薰衣草作为调味，或掺于醋、酒、果冻中增添芳香；以薰衣草调制成的酱汁尤具风味，据说英国女王伊丽莎白一世便是其忠实的爱好者。

除此之外，薰衣草还可提神醒脑，增强记忆；对学习有很大帮助；促进血液循环，可滋养秀发；维持呼吸道机能，对鼻喉黏膜炎有很好的疗效；可用来泡澡，可预防病毒性、传染性疾病；放衣柜、枕头下，可除蚊、除蟑、除螨；放几棵干草在衣柜、书柜里，香味经久不散。

猪笼草

猪笼草是猪笼草属全体植物的总称，属于热带食虫植物，主要分布于东南亚几个大岛婆罗洲、苏门答腊等地。不过在印度、中国及澳洲等地也有零星的分布。猪笼草拥有一个独特的吸取营养的器官——捕虫笼，捕虫笼呈圆筒形，下半部稍膨大，笼口上具有盖子。因为形状像猪笼，故称猪笼草。在中国海南，其又被称作雷公壶，意指它像酒壶。猪笼草因原生地土壤贫瘠，而通过捕捉昆虫等小动物来补充营养，所以其为食虫植物中的一员。

猪笼草生活的环境湿度和温度都较高，并具有明亮的散射光，其叶笼颜色鲜艳，笼口分布着蜜腺，散发芳香，以"色"和"香"引诱昆虫。当昆虫进入笼口后，其内壁非常光滑，昆虫就会滑跌在笼底。而笼底充满着内壁细胞分泌的弱酸性消化液，昆虫一旦落入笼底，就会被消化液淹溺而死，并慢慢被消化液分解，最终变成营养物质而被吸收。

在花卉市场上，猪笼草以能"吃蚊子"而受到顾客的青睐。由于作用特殊，猪笼草因此成了一种消灭蚊子、苍蝇的"环保蚊香"。

猪笼草种类繁多，将近九十种，它的笼子其实是叶子，最小约一个乒乓球大，最大则可以把一个成人的头罩起来。由于猪笼草的笼子观赏价值很高，所以有人大量繁殖作为观赏植物。

把这种既吃蚊虫，又美艳的猪笼草放在房间内，何乐而不为呢！

七里香

七里香是本草大家族中为人们所熟知的一种。七里香又名十里香、石松、海桐，是一种四季常绿的小灌木，因其有强烈香气，可香飘很远，相传距其七里香味仍可闻到，故名为"七里香"。其熟果可食用，果实和叶子均可入药，其药用价值在《本草纲目》中可以找到。

七里香叶片、花朵都有浓浓的辛、甜香味，驱蚊效果很好。因此，常被盆栽后放于居室中，可驱赶蚊虫，防止蚊虫叮咬，传染疾病。且对二氧化硫等有毒气体有较强的抗性。

七里香根、叶和种子均入药，根能祛风活络、散瘀止痛；叶能解毒、止血；种子能涩肠、固精；七里香是热带观赏性植物，常常修剪的株形美观大方，为居室增加美感，多用于庭园绿篱、盆景观赏。

七里香还有十分显著的驱虫效果。当我们触摸七里香的叶片，会感到浓浓的香甜味，植物本身都拥有浓郁的香味且远远飘散，而这种味道也有很好的驱虫效果。

逐蝇梅

逐蝇梅全株含刺激性异味，因此动物不喜欢靠近。花冠多种颜色，花色优美，几乎整年都开花，是非常重要的蜜源植物。特别要提醒的是逐蝇梅的枝叶及未熟果有毒。

从它的名字就不难看出，它具有一定的驱虫效果。原产于热带美洲，17世纪由荷兰人引进栽植，由于生长势强，繁殖速度快，不论庭园或荒山野外都有它的踪迹。其枝叶与花朵中挥发出蚊蝇敏感的气味,具有很强的驱逐蚊蝇功效,而对人体无任何伤害。它不但驱逐蚊蝇效果好,而且花色艳丽,花有红、黄、白等色,花朵初开时常为黄色或粉红色,随后逐渐变为橘黄色或橘红色,最后呈红色,所以才得"驱蚊七变花"美誉。该品种为半直立状小灌木,株高1米左右,盆地两栽,具有驱逐蚊蝇和美化庭院的双重作用。

夜来香

夜来香又名夜香树,原产美洲热带。叶片心形,边缘披有柔毛。每逢夏秋之间,在叶腋就会绽开一簇簇黄绿色的吊钟形小花,其香气夜间更甚,当月上树梢时它即飘出阵阵清香,故有"夜来香""夜香花"之名。夜来香的这种香味,却令蚊子害怕,是驱蚊佳品。

而在我国,夜来香最早出现在古代医学典籍中的时候被称为月见草。《本草纲目》记载:"月见草性味甘温。能强筋骨、祛风湿、散瘀、降脂之功效。"

现代,夜来香的功效运用更为广泛。在南方多用来布置庭院、窗前、塘边和亭畔,但是因为它的香气会使高血压和心脏病患者感到头晕目眩郁闷不适,所以夜来香不适合放在室内摆放。最好是放在室外或窗台,防止蚊虫进入室内。最简单的方法是,将夜来香白天放在太阳下晒,晚上放在凉爽的上风口,这样夜来香的香味便可使蚊子闻之即逃。

夜来香同时又是以新鲜的花和花蕾供食用的一种半野生蔬菜,具清肝明目之功效,可治疗目赤肿痛、麻疹上眼、角膜云翳等。

曼陀罗

传说,在西方极乐世界的佛国,空中时常有天乐,地上都是黄金装饰的。有一种极芬芳美丽的花称为曼陀罗花,不论昼夜没有间断地从天上落下,满地缤纷。

曼陀罗又叫曼荼罗、满达、曼扎、曼达、醉心花、狗核桃、洋金花、

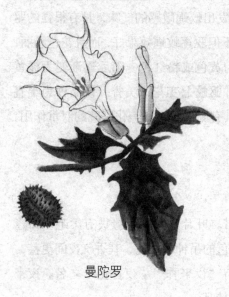

曼陀罗

枫茄花、万桃花、闹羊花、洋金花、大喇叭花、山茄子等，多野生在田间、沟旁、道边、河岸、山坡等地方，原产印度。曼陀罗主要生长在北方，人们常有栽种，春生夏长，独茎直上，高四五尺，绿茎势叶，叶如茄叶。八月采花，九月采果实。

明朝末期作为药用植物引入中国，为《本草纲目》记载。曼陀罗具有驱虫效果，但全株含生物碱，对人、家畜、鱼类和鸟类有强烈的毒性，其中果实和种子毒性较大。

天竺葵

天竺葵是欧洲阳台、露台中最烂漫的元素之一，它虽名为天竺葵，却并非来自古印度天竺，而是原产于非洲。

香味天竺葵的品种很多，常以香气将其分类，再或以叶形、花形和生长习性来分类，常见的有玫瑰香味、薄荷香味、柠檬香味和水果香味等品种。搭配天竺葵的最佳花器当属赤陶花盆，陶质花器透气透水的盆壁有利于天竺葵根系发展，红陶的色彩质朴无华，衬托了天竺葵绚丽的色彩。

天竺葵由于其来源比玫瑰容易，所以价格比玫瑰便宜许多，但是它的味道却又与玫瑰相近，所以长久以来，一直是玫瑰的取代品。但这并不表示它比玫瑰次等或是劣质，相反的，天竺葵有许多优异的疗效，从使用的角度来看，它可以为卧房提供仿佛玫瑰花园的气质。同时也能调节激素、刺激淋巴排毒，并可平衡皮肤油脂分泌，更是一种芳香的驱虫剂，用在卧室里，实是经济实惠又浪漫的气氛调理。

天竺葵、葡萄柚、薰衣草依照特定的比率混合后，滴于枕边，是最具魔法的安眠舒眠精油，不但有安神舒缓的效果，并能驱离任何会妨碍入眠的蚊虫，其香味更能带来舒适的睡眠环境。

本草新应用，让健康生活更美好

本草贴敷保健

1. 最常见的本草贴敷：膏药

贴敷法是指在人体的一定部位（穴位）上贴敷药物，通过药物和经络穴位的共同作用以治疗疾病的一种方法，是中医外治方法中的一种。贴敷的药物有中药复方或单味中药，贴敷的剂型主要有散剂、泥剂、糊剂、膏剂等，贴敷的穴位主要有病变局部的穴位、与病变相关的远部穴位和阿是穴（压痛点）等。

贴敷疗法在我国历史悠久，早在原始社会，人们就开始用树叶、草茎、泥土等敷贴在患处以治疗病痛。而在距今 3000 多年前的《帛书·五十二病方》所载的 283 首方中，敷贴方便占了 70 余首，可见古人多么重视贴敷法的医疗作用。历代许多有名的医家均擅长应用贴敷疗法，并为后世留下了许多贴敷疗法的宝贵经验。

下面我们就来看看贴敷法中最常被人用到的一种——膏药。

曾有人笑言：在中国，没有用过膏药的老人，少之又少。这反映了膏药在我国使用的广泛性。清代著名外治法医家吴尚先就曾说："膏药能治病，无殊汤药，用之得法，其响立应。"与打针吃药相比，膏药方便、无痛，更容易为人们接受。特别是常患颈、肩、腰、腿痛等慢性劳损性疾病的中老年人，对膏药更是情有独钟，家中常备。

作为一种极为常用的外用药，膏药价格低廉、使用方便、疗效显著，而且根据不同的配方，可起到活血化瘀、祛湿止痛等不同作用，所以我们不妨在家中常备几贴膏药，如伤湿止痛膏、麝香虎骨膏等。

当然，膏药虽好，使用时也有讲究，应注意以下几点。

（1）贴敷前准备

在贴膏药前，应先用热毛巾将准备贴膏药的地方擦净、拭干，或避开毛发较多的地方，或将贴处的毛发清理干净，这样有利于患处的毛孔开放，可以让药物更好地透皮吸收。如果在冬季，因天气寒冷，橡皮类膏药的基质变硬，不容易在皮肤上贴牢，就需要将它用热水袋敷一下再贴。

如果使用的是黑膏药，即俗话说的"狗皮膏药"，更需经过热处理使其软化，可放在暖气上，或将其漂在开水上。待膏药软化后温度合适了，再贴于患处。

但需要注意的是，膏药不能在煤气炉上烘烤，因为煤气燃烧时产生的一氧化碳、二氧化硫等有害气体会被膏药基质及水分所吸收，然后经皮肤进入人体，反而会危害健康。

（2）贴敷要选准位置

对于起止痛作用的膏药，要先摸准疼痛点，使止痛膏的中心能贴于最痛处。贴敷时先将膏药与橡胶衬垫分开一部分，贴敷于最痛处附近，顺着痛点方向边粘边将衬垫撕掉，可以准确地将膏药中央置于痛点，并且可使膏药粘贴平整无褶。对于在保健穴位贴敷的膏药，要找准穴位。如果贴敷位置不准，就会影响疗效。

（3）使用膏药要对症下药

因受风寒引起的慢性腰痛、跌打损伤等，可用狗皮膏药或追风膏药散寒祛风、舒筋活血、止痛；因热毒郁结引起的痈疽初起时硬结不消、红肿疼痛、脓不成溃或久溃不愈者，可用拔毒膏拔毒消肿、去腐生肌。

（4）贴膏药还要注意时机

如果是肌肉挫伤或关节、韧带拉伤而产生的疼痛，则注意不能伤后立即就用伤湿止痛膏、麝香追风膏。由于它们有活血的功效，能使血液循环加快，更多的水分进入组织间隙，从而加剧局部的肿痛，应待消肿后再贴膏药。

此外，贴敷还有一些必须了解的小细节：如出现患部发痒时，可能是由于药物的刺激作用，需在膏药外面按摩；如果不见效，可将膏药揭下，用酒精棉球涂擦发痒处，再将膏药加温贴上。如患处出现脓液时，可在膏药表面加些纱布，或在膏药中剪一小孔，使孔与伤口对应贴敷，以便排脓。对已糜烂，疼痛不止，或出现水疱者，可贴拔毒膏治疗，或将膏药揭下，用酒精消毒，再涂红药水，用纱布包扎。

对皮肤局部有破损者，不可将膏药直接贴在破损处，以免发生化脓性感染。如果贴膏药后局部皮肤出现丘疹、水疱，自觉瘙痒剧烈，说明对此膏药过敏，应立即停止贴敷，进行抗过敏治疗。还须注意，含有麝香、桃仁、红花、乳香等成分的膏药，孕妇均需禁用，以免造成流产。

总之，膏药虽然好处多多，但不能认为只靠膏药就能医治百病，平时若是感觉身体有恙，还是应该先去医院找专业医生诊治，膏药只能作为一种辅助治疗。

2."冬病夏治"的三伏贴

"冬病夏治"是中医防治疾病里的一个很有特色的方法，它根据"春夏养阳"的原则，利用夏季气温高，机体阳气充沛，体表经络中气血旺盛等有利时机，通过适当内服或外用一些方药来调整人体的阴阳平衡，从而使一些宿疾得以恢复。所以，"冬病夏治"不仅体现了中医中人与自然相协调的整体观念，也体现了中医对疾病重视"预防为主"的理念。

在"冬病夏治"中，对于哮喘病、老慢支、过敏性鼻炎等慢性呼吸道疾病采取三伏天外贴敷药的方法，是几千年流传下来的传统而有效的治疗方法，对慢性患者能起到调节免疫、改善肺功能、平喘止咳的效果，也是现代规范治疗的一项重要辅助治疗手段。

什么是"三伏"？三伏是初伏、中伏和末伏的统称，是一年中最热的时节。每年出现在阳历 7 月中旬到 8 月中旬。此时施行贴药治疗就是三伏天外贴敷药法，此时使用的膏药就叫作三伏贴。

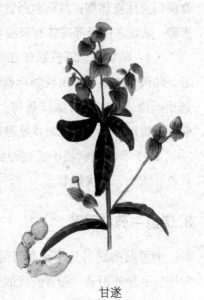

甘遂

三伏贴所用的诸多中药里，白芥子、细辛、甘遂负责温肺散寒、止咳平喘、化痰散结、开窍通络，另外细辛还具免疫抑制作用，可使有过敏体质的患者，减少抗原抗体反应，降低过敏发作概率，也减轻过敏症状；姜汁负责散寒止咳，将这些综合运用使得三伏贴有助于改善气喘。

三伏贴一般四个为一组使用。贴法对时间有一定要求，根据中医理论，每伏第一天是开穴的日子，此时敷贴疗法效果最佳。所以最好每伏第一天来进行三伏贴治疗，当然也不必过分拘泥于此，错过了第一天也会有满意的疗效。三伏贴的敷贴对象为6个月以上儿童及成人，一般成人8～10小时，儿童4～6小时，每次4片，根据个体差异，贴敷时间也可以做适当调整。将三伏贴贴在后背一些特定部位上，可以预防冬天发作的一些诸如鼻炎、气管炎、咽炎、哮喘等疾病，而针对不同的疾病，一般要将四片膏药一起贴在后背的不同位置。贴敷疗法一般三年为1个疗程，病程长的患者可适当延长疗程。

使用三伏贴要注意以下事项：

（1）贴敷期间，慎食辛辣、海鲜、羊肉、蘑菇等发物。

（2）冬病夏治法适用于虚寒证，禁用于发热等热证，用之则会使热更盛。

（3）另外还有一些情况不宜使用三伏贴，具体如下：肺炎及多种感染性疾病急性发热期；对贴敷药物极度敏感，特殊体质及接触性皮炎等皮肤病患者；贴敷穴位局部皮肤有破溃者；妊娠期妇女；糖尿病患者；肿瘤患者等。

（4）贴敷后局部皮肤微红或有色素沉着、轻度瘙痒均为正常反应，但若是贴敷后皮肤局部出现刺痒难忍、灼热、疼痛感觉时，应立即取下药膏，禁止抓挠，不宜擅自涂抹药物，一般均可自行痊愈；若皮肤出现红肿、水疱等严重反应时，需及时皮肤科就医。

（5）有些患者虽不适这种灸法或贴敷，可以选用其他冬病夏治法，如针灸、熏洗、拔火罐等。

3. 便携中药创可贴

创可贴的别名是"止血膏药"，具有止血护创作用，是我们生活中最常用的一种外用药。随着时代的发展，现在的创可贴都做得十分小巧可爱，还附加了许多其他功能。其实，最初的时候它由一条长形的胶布，中间附以一小块浸过药物的纱条构成。这样简单的设计，不仅携带容易，而且操作简单，连小孩子都会使用，深受大家喜欢。

现在为了更加美观实用，创可贴已经出现了外形上的改变，添加了防水功能等内容。想必大家在生活中或多或少都使用过创可贴，平时有个小伤口什么的，一般人都会选择贴创可贴，而不是去医院。的确，面对很多小伤小病，如果都去医院的话，不仅不方便，而且成本也偏高，此时像创可贴这样的"小东西"就会发挥很大的作用。

众所周知，中草药一般以煎服为主，遇到跌打损伤之类的也多以内服和外抹为主，不够方便。现在中医借鉴创可贴这种方便的形式，将中药的功效发挥得更加广泛和全面。下面就为大家简单介绍一下这方面的代表——云南白药创可贴。

云南白药是云南著名的中成药，由云南民间医生曲焕章于1902年研制成功。对跌打损伤、创伤出血等都有很好的疗效。云南白药的配方虽然一直都是一个谜，但其化瘀止血、活血止痛、解毒消肿的神奇功效，问世百年来一直受到众人的称赞，更有"中华瑰宝，伤科圣药"之称，蜚声海外。

而云南白药创可贴继承了云南白药的特性，对于小面积开放性外科创伤有不错的疗效，可用于止血、镇痛、消炎和愈创。下面我们就来看看它具体有哪些功效。

（1）愈创。云南白药可显著促进机体碱性成纤维细胞生长因子和血管内皮生长因子的表达，从而使血管生长加快，有利于伤口的愈合。

（2）止血。本品能显著提高血小板聚集，缩短出血时间，并减少出血量。

（3）镇痛。减少受伤后的疼痛程度及次数。

（4）抗炎。一定程度上消除伤口损伤发炎情况。

但使用云南白药创可贴时应该注意，贴敷创可贴的时间不宜过长。如果过久使用它，创可贴外层的胶布不透气，就会使伤口及周围的皮肤发白、变软，导致细菌的继发感染，就会使伤口更加恶化。一般一张创可贴不应贴敷超过两天，具体应根据自己的伤口状况及体质选择。

另外再提醒大家，一般来说，如果仅是轻微的表皮擦伤，大可不必使用创可贴，只需用碘酒或用乙醇涂抹一下就可以了。这样就能起到防止感染的目的。如果不放心，还可以用紫药水薄薄涂一层，这样经过两三天伤口就可以结痂，干燥。

如果皮肤的伤口相对较深，而又无条件处理，那不妨就用洁净水冲洗一下伤口，然后再用创可贴进行简单包扎。同时，如果条件允许的话应抓紧时间去就近的医院进行正规的消毒处理，以免引起不必要的感染。

最后，孕妇、皮肤过敏者不宜使用本品，而且若是正在使用其他药品，那在使用本品前务必要咨询专业医师。

4. 中草药新用法：药用牙膏

一些医家在继承传统中药精华的基础上，发挥本草中药的疗效及日常保健养生作用，通过引进现代技术和理念，提出了"现代中药"的概念，增加本草的新应用，让本草以新的面目展现在人们面前。这在外用贴敷、精油、内服口服液、日常药用牙膏等方面表现尤为突出，成功地将传统中药与现代生活相结合，使得传统中药真正融入了现代生活，让我们的生活更加健康美好。

下面就为大家介绍一下其中的药用牙膏。

药用牙膏即加入了中药成分的牙膏，现在市面上有田七药膏、薄荷牙膏等，都属于此类药用牙膏。

田七又名三七，是一种名贵药材，因其每株有三条叶柄，每条叶柄上往往有七片叶子，故通称"三七"，而据清代《归顺州志》说："三七……以田州产者为最良。"故三七又称田七。田七是具有独特功能的人参属中的优异品种。据《本草纲目》记述，田七"味微甘而苦，颇似人参之味"，有"金不换"之称。田七在中医里功效颇多，《本草纲目拾遗》中称："人参补气第一，三七补血第一，味同而功亦等，故人称人参三七，为中药之最珍贵者。"田七的补血功效可见一斑。《本草纲目》中还说它"主治止血、散血、定痛、金刃箭伤，跌扑杖疮血出不止者，嚼料烂涂，或为末掺之，其血即止"。

正因为田七的散血、止血、定痛等功效，使得田七牙膏在去除牙垢、美白牙齿外还兼具预防牙龈出血等功效，颇受大众青睐，大家可以根据自己的实际需要进行选用。

薄荷原产于欧洲，所以又被称为欧薄荷，是一种易杂交的香草植物，生命力极强，有30多种。人类使用薄荷的历史十分悠久，古罗马人和古希腊人在宴会上，常放置薄荷花环，以防醉酒，或者在餐后嚼薄荷使口气清新，这个习惯一直沿用至今，只是如今已经换成了薄荷口香糖。薄荷最大的效用来源于它清凉的特性，令人神清气爽、不易分神，能很好地集中注意力，增强记忆力等。因此薄荷牙膏除能有效去除引起蛀牙的细菌和牙垢，补充牙龈必需的营养成分外，还能保持口气清新，使人精神振奋，是很多上班族的首选。

当然，除了田七牙膏和薄荷牙膏外，市面上还有很多药用牙膏。这些药用牙膏继承了本草的药用、养生精华，并将其带入我们的日常生活中，为我们的健康提供了更加具有中国韵味的保障，我们平时不妨根据自己的需要或喜好去尝试一下这类药用牙膏。

本草精油保养法

1. 本草精油使用与辨别

在李时珍所在的年代，没有专业的植物精油提取技术，所以在《本草纲目》中没有精油的直接记载。但现代的精油产品，基本都取自于植物。而这其中大部分具有药用价值，从《本草纲目》中都能找到它们的影子。所以说，本草精油保养法是《本草纲目》在新时代里的全新应用。

精油是指植物通过叶绿体，利用太阳释放出的电磁能，在植物体内进行一系列生物化学反应，进而制造出的一种具有特殊味道的有机物质。靠着光合作用，植物不仅为自己生产养分，某些植物还能进一步把这些养分再制成具有挥发性质的芳香分子——精油，以抵抗病虫害。

植物精油根据所萃取植物的不同，其功效也不同，下面我们就先来看看植物精油一般是如何使用的：

（1）吸闻（熏香、蒸脸、桑拿）。感冒、流涕、晕车船、净化空气、调节气氛、改善情绪，提神解脑，都可以通过不同的方法吸闻精油中的芳香分子。

（2）按摩（脸部、局部、全身）。用精油做脸部按摩，不仅可以紧实皮肤，更可以加速精油渗透至皮下组织，促进细胞再生，使皮肤更具弹性和富有光泽，达到美容的良好效果；另外，精油按摩还能够释放压力，消除身体和心理的紧张感，促进身体血液循环和淋巴循环，加速新陈代谢，缓解肌肉疼痛。

（3）沐浴（泡澡、淋浴）。用精油泡澡是一种愉快的放松方式，不仅可以缓解压力、放松神经、帮助入眠，还可以加速身体血液循环。

（4）足浴。天气寒冷时，睡前用精油泡脚，可加速血液微循环，预防四肢冰冷。

（5）敷贴（冷敷、热敷）。长久的疼痛可使用热敷（慢性疼痛），最新受伤疼痛处可用冷敷（急性疼痛），冷热交替则用来改善局部血液循环，使用按摩油擦在患处。

总之，精油不一定要在特定的环境和空间来使用，只要有需要都可以使用精油。

市面上的精油种类繁多，质量参差不齐，购买时应根据其气味、颜色、挥发性鉴别真伪。

一般精油应该清澈透明，只有少数精油会有黏稠不透明现象，如檀香、没药、岩兰草、乳香等。多数精油为透明或呈淡黄色液体，少数呈现特殊的颜色，如德国洋甘菊精油会呈现美丽的深蓝色。而且由于精油挥发快，所以纯精油滴在水中会立刻散开，溶于水中，而劣质精油则会成圆状油滴悬浮在水面上。还有，若是将纯精油滴于白纸上，精油挥发后，将不留任何痕迹，反之，质地不纯的精油则会留下油渍印。

2. 安神护肤的洋甘菊精油

洋甘菊精油蒸馏自植物洋甘菊，洋甘菊虽然看似只是平凡的小白花，但很早就被尊为"最温柔的美肤力量"，连婴儿的稚嫩肌肤都可以使用。

洋甘菊精油被公认是抚慰神经紧张类疾病的精油，其安抚效果绝佳。

可舒解焦虑、紧张、愤怒与恐惧，使人感到祥和，自然而然地放松下来，并有耐性，对失眠很有帮助。

洋甘菊精油也是最温和的精油之一，非常适合儿童使用。用2～3滴泡澡，可以缓解孩子因考试、学习带来的压力，改善孩子急躁和敏感的情绪。饮用洋甘菊茶（不是精油，注意区分）也有镇静作用，孩子睡前调几茶匙淡淡的洋甘菊花茶加上少许蜂蜜饮用，可舒缓压力、帮助睡眠。

除此之外，洋甘菊精油还有止痛的功效，可消除头痛、偏头痛或发烧感冒引起的肌肉痛，还能在一定程度上规律经期，并减轻经痛，常被用来减轻经前症候群和更年期的种种恼人症状。

洋甘菊精油还能抗老化、润泽肌肤。洋甘菊具有一定的灭菌、修护皮肤裂伤的效果，将之运用在保养上，可有效保湿、舒缓镇静肌肤并收敛毛孔，加上它清凉、可帮助皮肤组织再生的作用，使得洋甘菊精油越来越受到大家的重视。

下面我们来看看洋甘菊精油多种多样的使用方法。

（1）用作香炉和蒸发器。罗马甘菊精油在蒸汽治疗中使用，可以治疗神经系统疾病、头疼和偏头疼。

（2）做按摩油或浴盆的添加成分。罗马甘菊精油也可以在复方按摩油中使用，或者稀释在浴盆中，有助于敏感症、厌食症、疝痛、背部疼痛、肌肉疼痛、关节炎、产后抑郁和肠胃失调症状的改善；而德国甘菊对哮喘、麻疹、腮腺炎、更年期症状和风湿病都有不错的疗效。

（3）做洗液和面霜的成分。罗马甘菊做护肤面霜的成分时，可以治疗尿布湿疹、烧伤和太阳灼伤；而德国甘菊对于一般的皮肤护理有效，尤其是对过敏性皮肤。

（4）做漱口水成分。罗马甘菊精油能做漱口水成分，对于牙龈肿痛和扁桃腺炎有效。

需要注意的是，洋甘菊有通经的作用，当高浓度使用时，应避开怀孕期，以防流产。

3. 功效多多的茶树精油

茶树原产于澳洲，当地的土著居民用它治病已有很长时间了，很早就用茶树叶治疗伤口，毒蛇咬伤也可用之作为解毒剂。茶树精油为茶树的提取物，具有杀菌消炎、收敛毛孔、治疗伤风感冒、咳嗽、鼻炎、哮喘，改善痛经、月经不调及生殖器感染等症的作用，适用于油性及粉刺皮肤，治疗化脓伤口及灼伤、晒伤、脚气及头屑，可使头脑清醒，恢复活力，并抗沮丧。

现在，茶树精油可以用做肥皂、面霜、润肤乳、除臭剂、消毒剂和空气清新剂等。下面就为大家介绍一下茶树精油的具体用途及方法：

（1）去除头皮屑。可使用含有茶树精油成分的洗发水，或在洗完后头发未吹干前，在头皮上滴10滴茶树精油，效果最佳，但涂抹时记住不要大力揉、按。

（2）治脂溢性皮肤炎（或腹股沟癣）。此症最常发生在头皮、脖子、背部和胯下，建议使用含有茶树精油的沐浴乳洗净，再于患部涂抹茶树精油，并稍加按摩。因为茶树精油的抗菌舒缓作用及天然渗透力，能让红、肿、痒缓和下来。由于一般药膏常添加类固醇，对身体不好，所以涂抹茶树精油较好。

（3）祛除青春痘。茶树精油的抗菌消炎作用，能快速渗透毛囊进行调理。可在青春痘部位，一次点1~2滴茶树精油，少量多次使用，有助于祛除青春痘。

（4）治脚气。在一盆热水中加1滴茶树精油，泡脚10分钟，脚擦干后再用茶树精油涂抹患部即可。

（5）治灰指甲。对于灰指甲，有些霉菌已长在指甲缝里，擦药膏无法痊愈，因为一般药膏渗透力实在不够。因此，用茶树精油的洗手乳把手洗净，再于患部滴1~2滴茶树精油，效果会好一点。

（6）治疗外伤。茶树精油有天然止血的功用，且渗透力佳，又可以消炎舒缓。在患部擦1~2滴茶树精油，伤口可以快速愈合，并预防细菌再次感染。

（7）治蚊虫咬伤。于患部擦1~2滴茶树精油即可，记得不要揉。

茶树精油色透明，黏度极低，若滴在物体表面可在24小时内挥发，且不留任何痕迹，所以对一般皮肤均无刺激，但如果皮肤上已有使用过药物，或是过度使用化妆品与清洁剂导致皮肤脆弱，这时若使用100%纯度的茶树精油可能会造成皮肤敏感，大家需要注意。

另外，茶树虽无毒，但绝对不建议将纯茶树精油内服，茶树精油也是属于外用，而非内用，内服并无好处。

4. 精油之王：茉莉精油

茉莉花原产于伊朗和北印度，被称为"花中的国王"。通过脂吸法萃取的茉莉花精油则被称为"精油之王"，它香气深沉持久，并带有异国情调，神秘而又浪漫，长久以来被当做春药，对男性的催情效果显著。

作为"精油之王"，茉莉精油的价格也是精油之最。其原因不仅在于它具有高雅的气味、神奇的功效，还在于它的产量很低，提取工艺比较复杂。茉莉必须在黄昏，花朵初绽时采摘，采摘时需穿黑衣（为了避免夕阳折射）。大约800万朵茉莉花才能萃取出1千克精油，一滴就是五百朵。而且萃取工艺也非常繁复，要先在橄榄油中浸泡数日后，再榨出橄榄油，留下的才是茉莉精油。

当然，价格不菲的茉莉精油也有着自己神奇的功效。很早以前，人们就对茉莉精油的功效有所认识，据李时珍说，本品可蒸油取液作面脂、头油，以生发、润肤；古埃及也记载茉莉具有恢复皮肤弹性、抗干燥、淡化鱼尾纹的功效。现在则把茉莉精油的功效分为：催情，调理生殖系统，促进乳汁分泌；调理干燥及敏感肌肤，淡化妊娠纹与疤痕，增加皮肤弹性等。

下面就为大家详细介绍一下茉莉精油的作用及使用方法。

（1）改善皮肤。可用做身体按摩，是护肤良方，适合敏感、干燥、老化皮肤，具有消炎、镇定效果，在淡化疤痕与妊娠纹上，作用卓著。可以乳液50毫升加茉莉花精油3滴加薰衣草精油4滴加洋甘菊精油4滴，或者以茉莉花精油2滴加香精油3滴，混合玫瑰果油5毫升来做面部按摩，可改善敏感肌肤和肌肤干燥现象，长期使用延缓衰老效果显著。皮肤高级保养法的方法是，沐浴后身体水分未擦干时，涂抹全身，可延缓皮肤老化，改善皮肤松弛。其配方为茉莉精油3滴、加乳香精油3滴、加薰衣草精油2

滴、加荷荷巴油 10 毫升。

（2）助产黄金配方。用以产妇腹部按摩，可加快分娩过程，减轻分娩痛苦。配方为茉莉精油 3 滴、加薰衣草精油 3 滴、加杜松精油 2 滴、加小麦胚芽油 10 毫升加甜杏仁油 40 毫升。

（3）减少妊娠纹。按摩腹部，每天一次。配方为茉莉精油 3 滴、加乳香精油 2 滴、加荷荷巴油 5 毫升。

（4）催乳。茉莉精油 1 滴，滴在一盆温水中，用毛巾热敷乳房，可促进乳汁分泌。

（5）舒缓经期不适。茉莉 4 滴注入温水中，用毛巾热敷腹部 3 ~ 5 次即可；或以茉莉精油 3 滴、加鼠尾草精油 3 滴、加天竺葵精油 2 滴、加丝柏精油 2 滴、加基础油 10 毫升按摩腹部即可。

需要注意的是孕妇、月经期女性、皮肤过敏者禁止涂抹使用茉莉花精油，同时茉莉花精油也不宜大量使用。

本草药浴调补

1. 神奇的本草药浴

药浴是利用单味中药或复方中药煎液或浸液，滤渣取液后加入到适当温度浴水中，直接用热水浸泡或使用中药蒸汽沐浴全身或熏洗患处的一种治疗和健身方法，在中国已有几千年的历史。据记载，自周朝开始，我国就开始流行香汤浴。所谓香汤，就是用中药佩兰煎的药水。其气味芬芳馥郁，有解暑祛湿、醒神爽脑的功效。在李时珍所著的《本草纲目》中具有养生祛病功效的中草药数不胜数，其中可作为药浴材料的也有很多，比如芳草类中

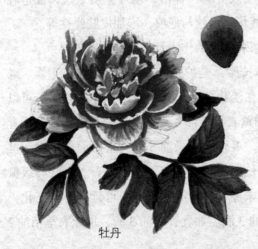

牡丹

的茉莉、牡丹、野菊等。

药浴除本身的理化作用外，主要是使药物水溶液的有效成分经体表和呼吸道进入体内发挥作用。药浴借助水的特性，将相关的药物溶于水中，采用温热法（即选择一定的温度）使药物透过皮肤、穴位等直接进入经络、血脉，分布全身，通过物理效应与药理效应发挥治疗作用。一般可起到疏通经络、活血化瘀、驱风散寒、清热解毒、消肿止痛、调整阴阳、协调脏腑、通行气血、濡养全身等养生功效。现代药理也证明，药浴后能提高血液中某些免疫球蛋白的含量，增强肌肤的弹性和活力。加入中药的药浴，不光能解除疲惫，杀菌美肤，还可通过皮肤在水温作用下的强渗透作用，充分吸收中药成分，达到针对性的治疗作用。因此有发汗解表、活血通络、清热解毒、祛腐生肌、美容、祛病延年等功效。在轻松的泡澡中就可以达到祛病延年的功效。

药浴的形式多种多样，洗全身浴称"药水澡"；局部洗浴的有"烫洗""熏洗""坐浴""足浴"等，尤其以烫洗最为常用。药浴用药与内服药一样，也需遵循处方原则，辨病辨证选药。根据各自的体质、时间、地点、病情等因素，选用不同的方药，各司其属。煎药和洗浴的详细方法也有讲究：将药物粉碎后用纱布包好（或直接把药物放在锅内加水煎取亦可）。制作时，加清水适量，浸泡20分钟，然后再煮30分钟，将药液倒进盆内，待温度适度时即可洗浴。在洗浴中，其方法有先熏后浴之熏洗法，也有边擦边浴之擦浴法。

药浴的中草药选择也是多种多样，各有千秋。除了用香草外，还可用鲜艾草、菖蒲、银花藤、野菊花、麻柳树叶、九节枫、荨麻、柳树枝、野薄荷、桑叶等煎水沐浴。我们分别来看看它们的功效。

香草：具有芳香开窍、温气血、散寒湿、消毒、防腐之功效。

艾叶：对毛囊炎、湿疹有一定疗效。

菖蒲叶及根：可治恶疮疥癣，水浸剂对皮肤真菌有抑制作用，外用能改善局部血液循环，对消除老年斑、汗斑有一定作用。

桑叶：具有疏风清热、清肝明目等功能，用它煮水洗澡，可使皮肤细嫩。

薄荷：其挥发油有发汗、解热及兴奋中枢的作用，让外感风热、咽喉肿痛的病人洗浴特别有用，还能麻痹神经末梢，可消炎、止痛、止痒，并有清凉之感。

野菊花：有散风、清热、解毒、明目、醒脑的作用。

黄菊花：有清热解暑、美容肌肤的作用，最适宜脑力劳动者洗浴。

银花藤：有清热解毒、通经络的作用，沐浴后，凉爽舒畅，可败毒除燥，治痱效果最理想。

除了这些草药以外，还有很多草药具有不错的药浴功效，大家可根据自己的需要和喜好进行选择。不过值得注意的是，饭前饭后不宜进行药浴，以防低血糖休克或影响消化功能；有高血压和心血管病的病人，药浴时间不宜过长，以防昏倒；有急性传染病、妊娠和妇女月经期不宜进行；年老体弱者应有医护人员或家属协助照料，以防不测。

2. 本草药浴祛病方

前面已经提到，本草药浴一般以具体的病症为配药依据，下面就为大家具体介绍一些治疗各种疾病的本草药浴。

葱姜浴

材料：浮萍、鲜生姜、葱白各15～30克，白酒少许。

用法：将这些药一同捣烂，加水煎取药液半盆，入白酒少许。待药温适宜，嘱患者洗浴，洗遍周身，尤其胸腹部要多洗几遍，每次洗5～10分钟，应避风。洗后立即用柔软毛巾将水擦干，覆盖被子安卧，待出微汗即可。每日洗1次。

功效：此浴辛温发汗，适用于伤风、风寒感冒，男女老幼皆宜。

夏枯草大黄盆浴

材料：大黄、桃仁、黄连、夏枯草各30克，红花、芒硝各20克。

用法：先将前5味药放入药锅中，加水适量煎煮，过滤去渣后取药液，再加入芒硝拌匀，倒入盆内，先趁热熏肛门2～3分钟，待药温适度时，坐入盆内洗浴20～30分钟，每日1～2次。

功效：此浴可清热燥湿、活血消肿。

　　严格来说，这是一种熏洗方法，在使用此方时，应使患部与药液之间保持适当距离，太近容易烫伤皮肤，太远则达不到效果。同时可配合做深呼吸运动，使肛门括约肌放松。治疗期间应忌食辛辣、腥发之物，保持肛门清洁。

风湿浴

　　材料：桑寄生、稀莶草、独活、牛膝、干杜仲、宽筋藤、当归、姜黄、续断、两面针、麻黄、鸡血藤等适量。

　　用法：将上述药材加水2500毫升，煮1小时，滤取药液置于盆内（留渣、备用复煮），趁热加入三花酒100毫升。洗躯干、四肢。每日1剂，日洗2次，第2次复渣。

　　功效：此浴具舒筋活络、驱风止痛等功效，适用于风湿周身骨痛、腰膝酸软。

降压浴

　　材料：稀莶草、罗布麻叶、夜交藤（即首乌藤）、牡蛎（打碎）、吴茱萸适量。

　　用法：将上述材料加水2500毫升，煮沸40分钟，倒入盆内（滤留渣，备用复煎）。先洗躯干、四肢5～10分钟，然后浸泡两脚10分钟。1日2次（第2次复渣）。

　　功效：此浴具降压之功效，适用于高血压病。但应注意宜坐着淋浴，并注意室内通风，不要关紧门窗，以免因热气太重引起药晕。

海带浴

　　材料：海带、龙骨适量。

　　用法：将海带切碎，准备适量龙骨（打碎），加水1500毫升，煮沸30分钟，去渣。倒入盆内，每晚睡前淋浴全身10分钟，拭干即睡，每日一次。

功效：此浴可安神镇静，适用于神经衰弱失眠。

需要注意的是，药浴时要注意保暖，避免受寒、吹风；浴液温度要适中，不能过热或过冷，高热、高血压患者以及有出血倾向者禁用；药浴并不能代替专业医师的治疗，因此只能将此视作一种养生方法或者辅助治疗，有了病症还是应该先去医院诊治。

本草足疗调补

1. 葛根扁豆足浴

足浴历来受到世人青睐，民间有谚语称："春天洗脚，升阳固脱；夏天洗脚，暑湿可祛；秋天洗脚，肺润肠濡；冬天洗脚，丹田温灼。"在中国的历史长河中更是不乏名人靠足浴养生保健的故事：唐朝美女杨贵妃经常靠足浴来养颜美容；宋朝大文豪苏东坡每晚都运用足浴来强身健体；清代名臣曾国藩更是视"读书""早起"和"足浴保健"为其人生的三大得意之举；近代京城名医施今墨也是每晚必用花椒水来泡脚养生。可见足浴在中华养生保健历史中占有举足轻重的地位。

足浴保健的原理在于通过水的温热作用、机械作用、化学作用及借助药物蒸汽和药液熏洗的治疗作用，起到疏通腠理，散风降温，透达筋骨，理气和血，从而达到增强心脑血管机能、改善睡眠、消除疲劳、消除亚健康状态、增强人体抵抗力等一系列保健功效。

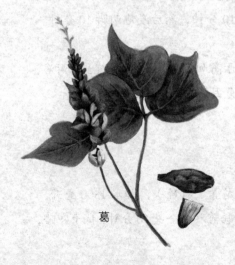
葛

足浴保健疗法又分为普通热水足浴疗法和足药浴疗法。普通热水足浴疗法是指通过水的温热和机械作用，刺激足部各穴位，促进气血运行、畅通经络、改善新陈代谢，进而达到防病及自我保健的效果。足药浴疗法是指选择适当的药物、水煎后兑入温水，然后进行足药浴，让药液离子在水的温热作用和机械作用下通过黏膜吸收和皮肤渗透进入到人体血液循环进而输送到人体的全身脏腑达到防病、治病的目的。我们这里为大家介绍的是后者。

下面就为大家介绍一款葛根扁豆足浴。

葛根扁豆足浴

材料：葛根30克，白扁豆90克，车前草150克。

用法：将上述药共煎水30毫升，去渣取汁。倒入浴盆中，待冷却至35℃左右时，把脚泡在药水中，并不时地加入热药水，保持药液的温度，浸泡1小时左右。

功效：此浴治疗湿热泄泻的效果显著。

关于足部疗法，顺便还有一个需要说明的问题：日常一般理解脚与足是一回事，双足就是双脚，但是足部疗法所说的"足部"，却不仅是双足，"足部"的范围要大一些，包括双脚外，双腿膝以下的小腿部分，因此我们在洗足浴时应加以注意。

2. 夏日里的茶树足浴

夏天是个令人注意脚汗和脚臭的季节。当回到家，脱下鞋子的瞬间，辛苦一天的双脚一定会有一种从闷热中解脱的感觉。下面就再为大家介绍一款可以在家里自行调配的足浴方——茶树足浴。

茶树足浴

材料：小苏打1/4杯，温水2升，茶树精油1滴。

用法：在小苏打中加入茶树精油，轻轻搅拌混合，再将温水加入其中，双脚泡入水中，10～15分钟，再以毛巾拭干水分。

功效：此浴可杀菌，祛湿，保持足部清洁，预防脚气。

需要注意的是，足浴并不适合每个人，以下四类人群就不宜进行足浴：

妊娠及月经期中的妇女。因为中药浴足可能会刺激到妇女的性腺反射区，从而影响孕妇及胎儿的健康，因此不宜用足浴。

患有各种严重出血病的人。如吐血、便血、脑出血、胃出血等也不宜使用足浴。

肾衰竭、心力衰竭、心肌梗死、肝坏死等各种危重病人。由于病情很不稳定，对足部反射区的刺激可能会引起强烈反应，使病情复杂化，亦不宜用。

足部疾病者。如足部有外伤、水疱、疥疮、发炎、化脓、溃疡、水肿及较重的静脉曲张患者不宜使用足浴。

还有一点需要提醒大家。中药泡脚最好用木盆或搪瓷盆。许多患有足跟痛、失眠、痛经、高血压病的患者，常用中药泡脚来辅助治疗，但不要用铜盆等金属盆，因为此类盆中的化学成分不稳定，容易与中药中的鞣酸发生反应，生成鞣酸铁等有害物质，使药物的疗效大打折扣。

本草脐疗调补

1. 三香脐疗传统方

脐，中医穴位又称"神阙"。它与人体十二经脉相连、五脏六腑相通，中医认为，肚脐是心肾交通的"门户"，十分重要。而所谓脐疗，就是把药物直接敷贴或用艾灸、热敷等方法施治于患者脐部，激发经络之气，疏通气血，调理脏腑，用以预防和治疗疾病的一种外治疗法。

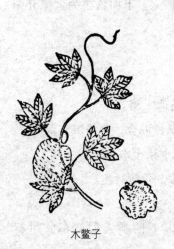

木鳖子

脐疗的方法主要有药物敷脐、贴脐、填脐、熨脐、熏脐、灸脐等。相关的脐疗方历来有之，《本草纲目》中就有用"五倍子研末，津调填脐中，缚定"治疗自汗、盗汗的；《医宗必读》中也用"独活、栀子、青盐捣末填脐并固封"

来治疗小便不通；《生生编》则用"芥菜子研末、水调贴脐上"来治疗阴证伤寒，腹痛厥逆。由此可见，脐疗法历来就受到各个医家的重视。

实践证明，肚脐是下元虚冷、中阳不振、寒从中生和六经所在处阴寒盛、寒凝血瘀等病证的常用穴，常用于"温之不温，是无火也""益火之源，以消阴瑿""阴难急复，阳当速固"等真阳欲绝，顾阳为急的病证。其具体功效如下：

健康方面。可快速改善内脏及组织的生理及病理活动，提高免疫力，强身健体，特别对体质较弱、失眠多梦、寒性胃痛、腹泻者有较好的改善作用。

养生方面。微热的气流从脐部扩散到整个腹部，可促进胃肠蠕动，加速体内毒素排出，改善睡眠，使人精神上和身体上都有轻松、舒适的感觉，精力充沛。

美容方面。促进面部血液循环，能改善面色苍白、暗哑的现象，预防和淡化因循环不畅引起的色斑、暗黄等皮肤问题。

治疗方面。特殊的给药方式，使患者气血充盈，颜容光彩，诸疾不生，体健身轻，延年益寿。

下面就为大家介绍一款传统的三香脐疗方。

> 准备木鳖仁5个，母丁香5个，麝香1分，共研细末，用米汤调成膏，敷于脐中。

此方流传甚广，版本也略有不同，据清代邹存淦所著的《外治寿世方》记载，此方"主治久泄不止，痢疾，用土鳖子半个，母丁香四粒，麝香一分，共研细末，用唾液调为丸如黄豆大，纳于脐中，用小膏药贴之"。可见，此方已经流传甚久，并得到多方验证。

需要注意的是，脐疗也有很多禁忌：

（1）有严重心血管疾病、体质特别虚弱者，处在怀孕期、哺乳期的女性，以及过敏性皮肤者，特别是腹部皮肤有炎症、破损、溃烂者均不适合进行脐疗。除此之外，还要注意有无药物过敏史，避免在用药时引起过敏。

（2）要特别注意保暖。治疗不要在室外进行，或者让脐部对准风口。保持室内温暖，适当覆盖衣被。尤其是腹泻、感冒、体质虚弱的患者，以及老人和小儿更要注意保暖。

（3）如果在操作中遇到需要局部加热，比如艾灸，此时要特别留意皮肤的颜色改变和表面温度，避免温度过高造成烫伤。给小儿施灸时尤其要当心，小儿皮肤娇嫩，在治疗过程中也很难长时间保持一个姿势，所以更容易烫伤，需要倍加小心。

一旦有过敏现象，立刻停药。轻者可自行消退，如发生皮肤水疱者，用消毒针挑破，外搽紫药水即可。

2. 脐疗方巧治男女疾病

脐疗方有很多，根据不同病症，以及不同人群，脐疗方的配方也各不相同，下面就分别为大家介绍几款治疗男性疾病及妇科疾病的脐疗方。

（1）男性疾病

①准备小茴香、炮干姜各5克，共研细末，加食盐少许，用蜂蜜或蛋清或人乳调为稀糊状，外敷于肚脐孔处，敷料包扎，胶布固定，连续贴敷7天为1个疗程，连续2～3个疗程。可温阳补肾，适用于阳痿。

②准备露蜂房、杭白芷各10克。将二药共研细末，用米醋适量调为稀糊状，填于肚脐孔处，外用伤湿止痛膏固定，隔日换药1次，连续3～5次。可收敛止泄，适用于早泄。

③准备五倍子、龙骨各等份，研为细末，装瓶备用。使用时每次取药末适量，以清水适量调为稀糊状外敷肚脐孔，外以肤疾宁贴膏外敷，2日换药1次，连续半月。可补肾固涩止遗，适用于遗精。

④准备麻黄适量，研为细末，米醋调为稀糊状外敷脐孔处，敷料包扎，胶布固定，每日1次，连续7～10天。可散寒通络，适用于不射精症。

⑤准备黄柏、知母、茯苓、枣仁各20克，五倍子30克，共研细末，装瓶备用。使用时每次取药末10克，加蜂蜜适量调为稀糊状外敷于肚脐孔处，敷料包扎，胶布固定，每日换药1次，10次为1个疗程，连续2～4个疗程。可清热利湿，适用于前列腺炎。

⑥准备独头蒜1个，山栀子3个，食盐少许，共捣烂为泥糊状，外敷于肚脐孔处，每日1换，连续5～7次。可活血通络，适用于前

列腺肥大所致的尿潴留。

⑦准备母丁香40克,研为细末备用。每次取药末2克,置于肚脐中,外盖覆料,胶布固定,2日换药1次,20天为1疗程,间隔5～7天再行下一疗程,连续2～3个疗程。可暖肝温肾,适用于睾丸鞘膜积液。

⑧准备甘遂、甘草各等份,共研细末,装瓶备用。使用时每次取药末1克,用米醋适量调为稀糊状,外敷于肚脐孔处,再用伤湿止痛膏固定,每晚贴敷,次晨取下,连续7～10次。可收敛固涩,适用于男子滑精。

（2）妇科疾病

①准备肉桂15克,炮姜15克,茴香15克,上药研末,用米醋或黄酒调成糊状。取适量敷于脐部,覆盖清洁消毒纱布1块,连用5～7天,痛经可愈。

②准备椿根皮20克,白果20克,黄柏20克。上药研末,用米醋或黄酒调成糊状。取适量敷于脐部,覆盖清洁消毒纱布1块,用胶布固定即可,每日换药1次,连用5～7天,白带可明显减少,适用带下。

③准备公丁香15克,陈皮10克,半夏20克,共研细末,取新鲜生姜30克煎浓汁调为糊状。取适量敷于脐部,覆盖纱布用胶布固定,每日换药1次,连敷2～3次,此药可治脾胃虚寒、胃失和降、早孕反映的呕吐。

④准备苎麻根20克,杜仲30克,补骨脂20克。上药共研细末,用水调敷脐部。每日换药1次,连用3天。此方能治肾亏气虚,冲任不固导致的先兆流产。

⑤准备当归30克,红花15克,月季花15克,上药研末,用茶叶水调敷脐部,再用纱布覆盖即可。每次在月经之前1天敷脐,连敷5～7天,至月经干净为止。此方对青年女子月经不调疗效最好。

⑥准备益母草30克,红花15克,桃仁20克。上药研末,用黄酒调敷于脐部,每日换药1次,连续5～7天,恶露即可排出,适用于产后恶露不下。

需要提醒大家的是，以上方法仅供参考，如有不良症状，还请及时到正规医院就诊，以免造成不良后果。

3. 月经先期脐疗三方

脐疗对月经病的治疗有其独特的疗效，对月经先期同样有较好的疗效。以下三则处方可供辨证选用。

脐疗方一

材料：当归30克，川芎15克，白芍、苁蓉、炒五灵脂、炒元胡、白芷、苍术、白术、台乌药、小茴香、陈皮各9克，柴胡、黄芩、丹皮、地骨皮各6克，炒黄连、炒吴茱萸各3克。

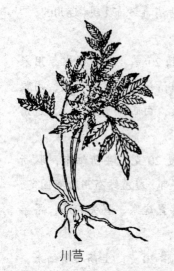
川芎

制法：各味混匀研为细末，用陈醋或米饭调和药末，放入锅中炒至极热，装入厚白布熨袋备用。患者仰卧床上暴露脐部，药熨袋趁热于患者脐上下熨之，熨后把药熨袋放于脐窝上，外用宽绷带布条固定，待袋内药冷却后，再炒热敷熨。每天敷熨1次，直至月经正常为度。

功效：此方可清热凉血，主治月经不调及血热性月经先期、量多、色深红或紫、舌红、脉滑有力者。

脐疗方二

材料：党参、黄芪、白术各12克，干姜、甘草各6克。

制法：各味和匀研为细末敷脐中，外用纱布覆盖，胶布固定。3天换药1次，直敷至月经正常为止。

功效：此方补气健脾，适用于气虚为主之月经先期、量多、色淡红、质稀薄、肢体倦怠、舌质淡、脉弱无力者。

脐疗方三

　　材料：当归30克，川芎15克，白芍、五灵脂、元胡、肉苁蓉、苍术、白术、乌药、小茴香、陈皮、半夏、白芷各9克，柴胡、黄芩、地骨皮各6克，黄连同炒吴茱萸各3克。

　　制法：上述药烘干，研为细末，贮瓶备用。每于月经临行前一周开始用药。用时取药粉2克，以黄酒调或米醋调成稠膏，纱布包裹，敷脐部，每次30分钟，一日换2次。

　　功效：此方理气活血，适用于属气滞血瘀型月经先期，证见经行提前，经行腹痛，经色黯而有块者。

　　除此之外，还有很多脐疗方对相关病症也有不错的疗效，大家可根据自己的需要及喜好选用，但需要提醒大家的是，脐疗法需在专业人士的指导下进行使用，不可自己盲目尝试。另外，身体若有不适症状，还是应该先去医院诊治，再进行相关辅助治疗，这样才能让我们的身体健康无忧。

本草纳鼻调补

　　纳鼻调补的方法年代久远，自古就有。一般都在扁形鼻盒里面盛着些药散，用指甲挑了些嗅入鼻中，从而治疗、缓解鼻腔不适。而这种神奇的疗法也是中医外治法的一种，叫做纳鼻疗法。

　　它的治疗原理是通过鼻黏膜的吸收作用、药物的治疗作用和对全身经络穴位的刺激作用来预防和治疗疾病。由于鼻腔的血管丰富，所以药物经鼻黏膜可以吸收得更完全。因其使用方便，疗效确切，药物易得，副作用少而颇受人们欢迎。

　　这里就为大家介绍一下针对不同病症，应选用哪种纳鼻法。

感冒头痛方

　　材料：葱白适量。

用法：葱白择洗净后捣烂如泥状，用时将少许葱白泥糊塞于鼻孔中，左侧头痛塞右侧鼻孔内，右侧头痛塞左侧鼻孔内，全头痛或太阳穴处疼痛时，除塞鼻外，尚可配合外敷太阳穴或百会穴，敷料覆盖，胶布固定。一般用药 1～2 小时头痛即可缓解。

功效：此方可疏风、解表、止痛，适用于外感风寒头痛。

偏头痛方

材料：白芷、川芎、细辛、升麻、冰片、薄荷各等量。

用法：将上药择净后，共研细末，装瓶备用。使用时以消毒棉球蘸药末少许塞鼻孔。每次 10～20 分钟，每天 1～2 次，一般用药 2～3 天可愈。

功效：此方可祛风活血、通络止痛。

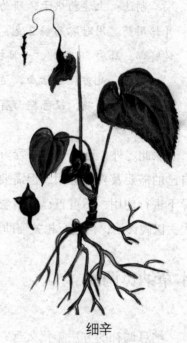

细辛

牙痛方

材料：白芷 60 克，冰片 1 克。

用法：将上述药共研细末，装瓶备用，使用时每次取药末少许置于患者鼻前庭(鼻腔的前部称鼻前庭，有鼻毛，并富有汗腺和皮脂腺)，用药后 1～3 分钟即可止痛。

功效：此方可祛风散寒、通络止痛。

急性鼻炎方

材料：新鲜生葱适量。

用法：葱择净后，将葱白捣烂，放几小团药棉浸葱汁备用。治

疗时先用棉签蘸淡盐水清洁鼻孔，然后将浸了葱汁的小棉花团塞入
鼻孔内，保持数分钟。一开始可感到刺鼻，渐渐会失去刺激性，当
效力消失后再换新药棉团。每天 2～3 次，每次 30～40 分钟。

功效：此方可通阳解表、宣肺通窍。

过敏性鼻炎方

材料：苍耳子 40 个，麻油 200 毫升。

用法：将苍耳子去刺、打碎，浸入麻油中，置 10 天后用棉棒蘸
取药液涂于鼻腔内。每天 3 次，连续用药 30 天可愈。

功效：此方可宣肺、通窍。

鼻窦炎方

材料：炒山栀子 30 克，冰片 10 克。

用法：将上药择净，共研为细末，装瓶备用。使用时每次取药末
少许，用纱布包裹，或将消毒棉球用冷开水浸湿后蘸药末塞入患侧鼻
孔，并留一线头在外，以便取出。每天 2 次，每次 20～30 分钟，连
续使用 60 天。

功效：此方亦可宣肺、通窍。

急性扁桃体炎方

材料：鲜威灵仙适量。

用法：将鲜威灵仙洗净，捣烂取汁，将消毒棉花捻成条状，一端
浸药液后，塞入患侧鼻孔直达鼻道，保留 1～2 小时，每天 1 次，连
续用药 2～3 天。

功效：此方可清热解毒、消肿止痛。

小儿发热

材料：鲜青蒿、金银花、黄芩、板蓝根、辛夷各 30 克。

用法：将上药择净后，共研细末，装瓶备用。使用时每次取药末

50克，用沸开水浸泡20～30分钟后，去渣取汁滴鼻。每次2～3滴，双鼻交替使用，每天3～5次。

功效：此方可清热解毒、宣肺退热。

需要提醒大家的是，纳鼻法应根据自己的体质及病症进行选用，选用前应咨询专业医师，不可自己随意尝试。

本草针灸调补

针灸疗法包括针刺疗法和艾灸疗法，其原理是应用针刺和艾灸的方法，通过腧穴的作用，使经络通畅、气血调和，从而达到祛除疾病、恢复健康的目的。

针法，也称"刺法"。它与灸法是两种不同的治疗方法。针法是采用不同的针具，通过实施不同的手法，刺激人体的经络腧穴，以达到激发经气，调整人体机能的目的。其所用工具为针，使用方法为刺，以手法变化来达到不同的效果。

灸法则是采用艾绒将艾叶捣碎，点燃后在人体皮肤上进行烧灼或熏烤，借助于药物的温热刺激，以温通气血来达到调整机体的作用。二者虽然所用器材和操作方法不同，但机理作用与治疗作用有相近之处，同属于外治法，都是通过肺穴，刺激经络、脏腑，以调整人体阴阳。二者有相辅相成的作用，故合称为"针灸"。

中国自古以来就有"灸治百病"的说法。经现代科学研究证实，灸法可以调整脏腑机能、促进新陈代谢、增强免疫功能。施灸用的材料是一种被叫做"艾"的植物，它看上去很不起眼，自然生长于山野之中，但是气味芳香，具有十分神奇的作用。艾叶中纤维质较多，水分较少，同时还有许多可燃的有机物。人们首先将艾叶晒干，筛去杂梗，然后捣碎，制成淡黄色洁净细软的艾绒，再将艾绒按加工程度不同，分成粗细等级。一般细艾绒用于直接灸，粗艾绒用于间接灸。

由于艾叶有通经活络、理气祛寒、回阳救逆等作用，制成艾绒后易于燃烧，气味芳香，火力温和，其温热能穿透皮肤，直达组织深部，而且取材方便，价格低廉，所以数千年来沿用至今。

李时珍在《本草纲目》中有三十五处提到艾和艾灸的用途及灸法，"艾灸用之则透诸经，而治百种病邪，其沉疴之人为康泰，其功大矣"。这种艾灸疗法很神奇，它不像吃药、打针那样，要将药物直接进入人体，而是用艾叶等材料在皮肤表面加热后，依靠产生的物理作用，燃烤、刺激人体穴位，调整身体各组织器官功能的内在调整，达到治病防病的目的。

由于针灸必须由专业人士运用才行，这里就不为大家赘述具体的针法及灸法，以免大家盲目尝试。大家若对针灸有兴趣，可去中医院找资深的中医师进行咨询。

本草热熨调补

热熨疗法是古人流传下来的一种物理疗法。其方法是将导热物质加热后，迅速用布包裹，然后在患者身上的特定部位来回移动或反复旋转按摩。其法操作简便，适应范围广，副作用小，对某些病有独特疗效，因此在民间应用十分广泛。

热熨治病的原理何在呢？中医理论认为：人体若要健康无病，必须经络通畅、气血调和、阴阳平衡。而热熨通过温热刺激和药物协同效应，能畅通经络、调和气血、平衡阴阳，改变机体的病理状态。现代医学研究也发现，热熨能使皮肤和皮下组织的细小血管扩张，从而改善局部的血液循环和全身的血液循环，并减轻内部脏器的充血。

下面我们就来看看它的具体使用。

首先，热熨疗法可分为砖熨、盐熨、壶熨、药熨等多种方法。

（1）砖熨。将大小适中的两块青砖放火上烧至烫手，用厚布包好。在治疗部位垫 3 ~ 5 层布，用砖块在上面熨烫。热力减退后换另一块砖。反复多次，共 20 ~ 60 分钟。

（2）盐熨。将 500 克左右的大青盐在铁锅内用大火爆炒至烫，立即装入布袋内，放在患部熨烫。热力下降后换另一袋盐，如此反复多次。

（3）壶熨。将根据病情选定的药物打碎炒热，装入布袋，置于治疗部位，然后用装满开水的茶壶放在药袋上进行热熨，温度以患者能够忍受而不烫伤皮肤为度。时间为 30～60 分钟。

（4）药熨。因用药不同，可有不同的称谓，如醋熨、葱熨、紫苏熨、晚蚕砂熨等。将药物打碎炒热，装入布袋，或打碎后装入布袋煎煮或蒸。趁热将药袋置于治疗部位。开始需时时提起，以免烫伤。待温度稍降后可置于治疗部位不动。温度降低后另换一袋，反复多次。也可用药袋在患部边熨边摩擦，以增加药效。此外，也可将内服药的残渣入袋热熨，内外合治，提高疗效。

其次，可根据不同的病情，选择适当的药物和适当的辅料，经过加热处理后敷于患部或腧穴。

1. 厥脱

温阳熨方：准备小茴香、川椒、葱、姜、盐，用小茴香、川椒以及葱姜捣合一处，加盐炒热，放脐部熨之；或于脐孔中放少许麝香。

功效：此方可回阳救逆，主治阳衰厥逆证。

2. 急性阑尾炎

盐熨方：准备粗盐 500 克，放铁锅内炒至频频发出爆裂声时，加入食醋少许，然后装入事先缝好的布袋内，趁热熨右下腹压痛明显处，每日 1～2 次，凉则更换，7 天为 1 个疗程。

功效：此方可温经通络，主治阑尾周围脓肿。

3. 胃脘痛

胃痛热熨方：准备连须葱头 30 克，生姜 15 克，将上二味共捣烂炒烫，装入布袋，热熨胃脘部，药袋冷则更换，每日 2 次，每次 30 分钟，或以疼痛缓解为度。

功效：此方可温胃散寒，主治寒性胃痛。

4. 狐臭

蒸饼热熨方：准备蒸饼数块，密陀僧6克，将面粉做成蒸饼（约0.3厘米厚），趁热将饼劈开成2片，每片放入密陀僧6克，就热急夹于两腋下，略卧片刻，药饼冷了再弄热，再夹腋下，连续3～4次，弃去，隔日再用上法治疗1次，为1个疗程。

功效：此方可燥湿辟秽，主治狐臭。

5. 月经不调

调经热熨方：准备当归30克，川芎15克，白芍9克，五灵脂9克，元胡（醋浸）9克，肉苁蓉9克，苍术9克，白术9克，乌药9克，小茴香9克，陈皮9克，半夏9克，白芷9克，柴胡6克，黄连、吴茱萸（炒）各3克。月经先期加黄芩、丹参、地骨皮各6克；后期加肉桂、干姜、艾叶各6克；干血痨加桃仁、红花、大黄、生姜、大枣（血瘀再加马鞭草）各6克，上药烘干，研为细末，过筛，装瓶备用。临证取药粉适量，用醋或酒调成膏，纱布包裹，敷于神阙、丹田穴，外敷塑料薄膜，纱布，胶布固定，再加热熨，1次30分钟，每日2～3次。

功效：此方可活血调经，主治各型月经不调。

6. 痛经

痛经热熨方：准备食盐、葱白各250克，生姜125克，上药共炒热，装布袋熨下腹部，药凉后可再炒热再熨，1日数次，每次30分钟。

功效：此方可温经止痛，主治虚寒型痛经。

需要注意的是：热熨法主要用于治疗各种寒证，故各种原因所致的高热、急性炎症等实热证均属禁忌。寒冷季节作热熨治疗时，应注意室内温度，预防受冷感冒。

此外，要根据病情需要，选取舒适治疗体位。治疗头面、颈、肩部，可取端坐位；治疗胸腹部位，可取仰卧位；治疗颈、背、腰、臀部位可取俯卧位。操作过程中，医生要经常检查熨物的温度是否适宜，熨包是否破漏，病人的皮肤有否烫伤、擦伤等，并询问病人是否有头痛、头晕、恶心、心悸、心慌等感觉，如有不良反应，应立即停止治疗。熨包温度当以病人有温热舒适感而不烫伤皮肤为度。热熨后当避风保暖，静卧休息。

中药口服液

1. 藿香正气口服液

《本草纲目》中对藿香有着这样的记载：藿香又名兜娄婆香，气味辛，微温、无毒。

在炎热夏季，大家都会有出汗、头晕、乏力等症状，旁人就会告诉你：你中暑了，赶紧喝一瓶藿香正气水。没错，藿香正气水是治疗中暑的佳剂，但一想到那又苦又辣的口感，好多人就会对它避之不及。所幸在工艺技术的提升下，不含酒精、不苦不辣的藿香口服液诞生了，为一些老人及小孩子在炎炎夏日提供了祛暑良药。

藿香正气口服液的处方为：苍术160克、陈皮160克、厚朴（姜制）160克、白芷240克、茯苓240克、大腹皮240克、生半夏160克、甘草浸膏20克、广藿香油1.6毫升、紫苏叶油0.8毫升。

其中紫苏、藿香等都是发散风寒、解表的药物，又能和胃治呕吐泄泻，再加上苍术、厚朴、陈皮、半夏等燥湿和胃的药物，它的作用更加明显。

现代药理学认为其有解痉、镇痛、镇吐、增强细胞免疫功能和抑菌等作用，可用于春夏一般感冒、流行性感冒的预防及治疗和乙型脑炎初起等。若是发热重、心烦口渴、汗多、热不退为主症的患者，可首选此药。

除此之外，藿香正气口服液还能清暑去湿、芳香化浊，适用于秋冬外感风寒引起的感冒、胸闷呕吐、腹泻便溏、发热不畅等症，有消食化浊、健胃等功效，可谓"四季药"，应为家庭常备药之一。其用法与用量为：

口服一次 5 ~ 10 毫升，一日 2 次，用时需摇匀。

　　不过在服用期间应注意：饮食宜清淡；不宜在服药期间同时服用滋补性中成药；有高血压、心脏病、肝病、糖尿病、肾病等慢性病严重者、孕妇或正在接受其他治疗的患者，均应在医师指导下服用。

2. 四磨汤口服液

　　除了前面的藿香正气口服液，还有许多中药口服液的保健养生效果都不错，下面就再为大家介绍一款四磨汤口服液。

　　四磨汤口服液为棕黄色至棕色的澄清液体，气芳香，味甜、微苦。我们先来看看它的处方：沉香 37.5 克、人参 37.5 克、槟榔 37.5 克、乌药 37.5 克、果糖浆 240 克、山梨酸钾 1.5 克，制成 1000 毫升。

　　其中槟榔能下气、消食、祛痰；沉香可降气温中，暖肾纳气；乌药可行气止痛，温肾散寒；人参有补气之功。方中槟榔以开之，乌药以异之，沉香以降之纳之。又用人参之大有力者，主持其间。则可顺气降逆，消积止痛，用于婴幼儿乳食内滞证，症见腹胀、腹痛、啼哭不安、厌食纳差、腹泻或便秘；中老年气滞、食积证，症见脘腹胀满、腹痛、便秘以及腹部手术后促进肠胃功能的恢复。

　　其用法用量为：口服，成人一次 20 毫升，一日 3 次，疗程 1 周；新生儿一次 3 ~ 5 毫升，一日 3 次，疗程 2 天；幼儿一次 10 毫升，一日 3 次，疗程 3 ~ 5 天。

　　需要注意的是：孕妇、大便溏泻者不宜服用此品；肠梗阻、肠道肿瘤、消化道术后禁用此品；同时此品还忌食生冷、辛辣、油腻不消化之物；一般手术病人在

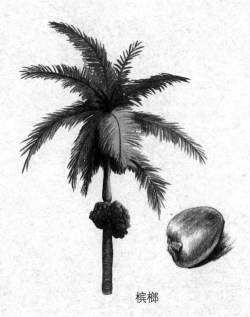

槟榔

手术后12小时第一次服药，再隔6小时第二次服药，以后常法服用或遵医嘱；冬天服用时，可将药瓶放置温水中加温5～8分钟后服用；药液如见有微量沉淀，属正常情况，可摇匀后服用，以保证疗效。

第六篇 《本草纲目》与祛病

本草妙法甩开脂肪，给肝脏减压

健康自测：你的肝脏是否藏了过多脂肪

由于各种不良的生活方式，很多人患有不同程度的脂肪肝，那么，怎样知道自己的肝脏是否藏有过多脂肪呢？下面介绍一个简单的方法。患有脂肪肝的危险系数随分数增高而增大，如果得分超过 6 分，就有患脂肪肝的危险，建议你去医院检查一下。

（1）用体重（千克）除以身高（米）的平方：

A. 大于 28（2 分）

B. 24 ~ 28（1 分）

C. 小于 24（0 分）

（2）男性腰围大于 90 厘米，女性腰围大于 80 厘米：

A. 是（2 分）

B. 否（0 分）

（3）有无糖尿病史：

A. 自己有（2 分）

B. 父母或兄弟姐妹有（1 分）

C. 都没有（0 分）

（4）体检时发现：

A. 血脂高（2 分）

B. 血脂不高（0 分）

（5）例行检查发现转氨酶：

A. 升高（2分）

B. 没有升高（0分）

（6）父母等直系亲属是否有脂肪肝：

A. 是（2分）

B. 否（0分）

（7）饮酒情况：

A. 饮酒超过5年以上，男性每周饮酒精量多于210克，女性多于140克（2分）

B. 饮酒，但未达到5年及上述指标量（1分）

C. 不饮酒（0分）

（8）经常食欲不振，恶心，呕吐：

A. 是（1分）

B. 否（0分）

（9）右侧上腹部感到肿胀，有隐痛：

A. 是（1分）

B. 否（0分）

（10）体重波动情况：

A. 一月内体重增加或减少超过5千克（含运动或药物减肥）（2分），

B. 一月内体重增加或减少大于2千克，小于5千克（1分）；

C. 无波动（0分）

（11）有睡前喝牛奶或吃水果的习惯：

A. 是（1分）

B. 否（0分）

（12）肉类占日常所吃食品中的比例大于70%：

A. 是（1分）

B. 否（0分）

（13）一生病就吃药：

A. 是（1分）

B. 否（0分）

饮食有方，让脂肪肝患者不再为难

正常人在摄入结构合理的膳食时，肝脏的脂肪含量占肝脏重量的3% ~ 5%，但在某些异常情况下，肝脏的脂肪量明显增加。当肝脏的脂肪含量超过肝脏重量10%时，就称脂肪肝。

脂肪肝多与进食不当有关，如摄取过多脂肪、胆固醇或甜食以及长期饮酒等。

控制热量会使体重逐渐下降，有利于肝功能恢复。忌用肉汤、鱼汤、鸡汤等。

高蛋白可保护肝组织并促进已损害肝细胞的再生。控制碳水化合物摄入比减少脂肪更有利于减轻体重和治疗脂肪肝。特别要控制进食蔗糖、果糖、葡萄糖和含糖多的糕点等。

脂肪肝患者的饮食不宜过分精细，主食应粗细粮搭配，多吃蔬菜、水果及菌藻类，以保证摄入足够数量的食物纤维。这样既可增加维生素、矿物质供给，又有利于代谢废物的排出，对调节血脂、稳定血糖水平有良好效果。

脂肪肝患者如何在饮食上去脂

饮食会导致脂肪肝，同样，脂肪肝也可以通过平衡膳食来预防和控制。

李时珍在《本草纲目》中介绍了许多舒肝和气的食物，下面，我们来看看脂肪肝患者吃些什么才能有效去脂护肝。

玉米须冬葵子赤豆汤

材料：玉米须60克，冬葵子15克，赤小豆100克，白糖适量。

制法：将玉米须、冬葵子煎水取汁，入赤小豆煮成汤，加白糖调味。分2次饮服，吃豆，饮汤。

功效：有舒和肝气、消瘀化浊之功。

鲤鱼炖豆腐

材料：豆腐 100 克，鲤鱼 1 条（约 250 克），姜、葱、食盐适量。

制法：豆腐切小块，鲤鱼去鳞洗净，入水煮汤，加姜、葱、食盐调味，分 2 次食完。

功效：舒肝和气，有利于肝脏早日康复。

山楂茶

材料：生山楂 30 克。

制法：将山楂加水煎汤，代茶饮用。每日 2 剂。

功效：散瘀、消积化滞。

蘑菇豆腐汤

材料：蘑菇 250 克，豆腐 200 克，调料适量。

制法：按常法煮汤服食。每日 1 剂。

功效：清热润燥、益气解毒。

大枣芹菜茶

材料：大枣 10 枚，芹菜（连根）120 克。

制法：将材料加水煎汤，代茶饮用。每日 1 剂。

功效：补中益气、舒肝清热、祛风利湿。

荷叶粥

材料：鲜荷叶 1 大张，粳米 50 克，冰糖适量。

制法：将荷叶洗净切丝，加水煎汤，去渣，放入洗净的粳米煮为稀粥，调入冰糖服食。每日 1 剂。

功效：清热解暑、升助脾阳、散瘀止血。

除了上面介绍的食疗方，民间流传的几个方子对防治脂肪肝也十分有效，附在这里，可作为参考。

（1）白萝卜200克，切丝；鲜蒿子秆100克，切段。植物油80毫升，烧热后放花椒20粒，待炸焦后捞出，加白萝卜煸炒，烹入鸡汤少许，炒至七成熟时加蒿子秆、食盐、味精，出锅前用淀粉勾芡，淋香油少许，即可食用。适用于脂肪肝或肝病兼有胸腹胀满、痰多的患者。

（2）西瓜皮200克，刮去腊质外皮，洗净；冬瓜皮300克，刮去绒毛外皮，洗净；黄瓜400克，去瓤心，洗净。均切成条块或细丝，用盐腌12小时后，取出三皮加味精、香油食用。对脂肪肝或肝病口臭、小便不利有功效。

（3）紫菜蛋汤：紫菜10克，鸡蛋1只，按常法煮汤。

（4）冬瓜皮、西瓜皮、黄瓜皮洗净一同入锅，加入适量水，熬煮取汁当茶饮。有利水消肿之功效。

（5）金钱草砂仁鱼：金钱草、车前草各60克，砂仁10克，鲤鱼1条，盐、姜各适量。将鲤鱼去鳞、鳃及内脏，同其他三味加水同煮，鱼熟后加盐、姜调味。

（6）黄芝泽香饮：黄精、灵芝各15克，陈皮、香附各10克，泽泻6克。将以上各味加水煎煮，取汁。分2～3次饮服。

（7）当归郁金楂橘饮：当归、郁金各12克，山楂、橘饼各25克。将上述4味同加水煎煮取汁。分2～3次饮服。

（8）红花山楂橘皮饮：红花10克，山楂50克，橘皮12克。将上述三味加水煎煮，取汁分2～3次饮服。

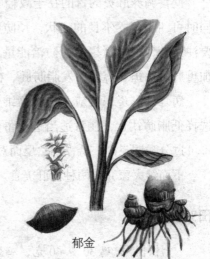

郁金

脂肪肝的饮食禁忌

食疗很重要，但是脂肪肝患者还应注意，不要因为疏忽而吃错了食物，这样不仅让食疗的功效大打折扣，还会加重病情。那么，脂肪肝患者应该少吃或者不吃哪些食物呢？

（1）少食刺激性食物，如葱、姜、蒜、辣椒、胡椒等；严禁喝酒、咖啡和含酒精的饮料。

（2）少用油煎、炸等烹饪方法，多用蒸、煮、炖、熬、烩等方法。

（3）不宜食用蔗糖、果糖等纯糖食品。

（4）不宜食蛋黄、甲鱼、葵花子。

（5）低脂低糖低盐饮食：选用脱脂牛奶，少食动物内脏、肥肉、鱼子、脑髓等高脂肪、高胆固醇的食物，少食煎炸食物，少吃甜食，每天盐的摄入量控制在 5 克之内。

（6）晚餐不宜吃得过饱，睡前不要加餐。

（7）忌用动物油，植物油的总量也不能超过 20 克。

清肝饮食，让肝炎乖乖投降

要预防肝炎，人们首先要注意饮食及饮水卫生，不抽烟、喝酒，少吃臭豆腐、豆豉等发酵食物，少吃油腻食物，多吃新鲜水果和蔬菜，如此就能有效维护肝脏的健康，有效抵御住肝炎的袭击。

饮食调养肝炎的目的在于减轻肝脏负担，促进肝组织和肝细胞的修复，同时可纠正营养不良的症状，预防肝性脑病的发生。但饮食调养的时候也要注意营养的适量摄入，防治能量不足和能量过剩，尤其是能量过剩可能加重肝脏负担，容易引发脂肪肝、糖尿病和肥胖等其他疾病。

病毒性肝炎患者应多进食高维生素食物，如新鲜蔬菜、水果等；尽量选择低脂肪饮食，注意适当进食蛋白质食物，如鸡蛋、豆浆与糖类等。但不可过分强调三高一低，不然反而对恢复不利（有的人容易发生脂肪肝）。

下面给大家介绍两种清肝美食。

田鸡煲鸡蛋

材料：田鸡 30 ~ 60 克，鸡蛋 2 个。

制法：将二者一起入锅同煲，饮汤吃蛋。

功效：具有清热利湿、退黄疸、滋阴润燥、扶正化邪等功效。

枸杞蒸鸡

材料：枸杞子 15 克，母鸡 1 只（约重 1250 克）。

制法：将母鸡从鸡肛门部开膛，挖去内脏，去毛洗净。枸杞洗去浮灰，装入鸡腹内，然后放入钵内（腹部向上），摆上姜、葱，注入清汤，加盐、料酒、胡椒面，隔水蒸 2 小时取出，拣去姜、葱，调好口味即成。食用枸杞子和肉，多喝鸡汤。每日 2 次，分 4～6 次吃完。

功效：补脾益肾，养肝明目。主治慢性肝炎肝肾阴虚、脾失健运。

吃对食物，让你的硬肝软下来

肝硬化由一种或几种病因长期或反复作用引起，是一种常见的慢性、进行性、弥漫性的肝病。特点主要表现为肝细胞变性坏死、肝细胞结节性再生、结缔组织增生及纤维化，导致正常肝小叶结构破坏和假小叶形成，肝逐渐变形、变硬而发展为肝硬化。晚期常出现消化道出血、肝性脑病、继发感染等严重并发症。20～50 岁男性为肝硬化的高发人群，发病多与病毒性肝炎、嗜酒、某些寄生虫感染有关。传染性肝炎是形成肝硬化的重要原因。肝硬化患者常有肝区不适、疼痛、全身虚弱、倦怠和体重减轻等症状，也可以多年无症状显示。肝硬化还会引起黄疸、厌食等并发症状。

肝硬化多由肝炎等轻度肝脏疾病发展所致。要预防肝硬化，人们要注意补充蛋白质，多进食蛋、奶、鱼、瘦肉和豆制品；多吃含糖食物和水果，补充糖类物质；多食新鲜蔬菜、水果和动物肝类，以便补充维生素，尤其是特别注意补充 B 族维生素和维生素 A、维生素 C。

伴随肝硬化疼痛的同时还常有全身虚弱、厌食、倦怠和体重减轻症状，这些可以通过饮食来调节。以低脂肪、高蛋白、高维生素和易于消化饮食为宜。做到定时、定量、有节制。早期可多吃豆制品、水果、新鲜蔬菜，适当进食糖类、鸡蛋、鱼类、瘦肉；当肝功能显著减退并有肝昏迷先兆时，应对蛋白质摄入适当控制，提倡低盐饮食或忌盐饮食。食盐每日摄入量不超过 1 ~ 1.5 克，饮水量在 2000 毫升内，严重腹水时，食盐摄入量应控制在 500 毫克以内，水摄入量在 1000 毫升以内。

肝硬化患者禁进食酒、坚硬生冷和刺激性食物，也不宜进食过热食物以防并发出血。胆汁性肝硬化应禁食肥腻多脂和高胆固醇食物。有腹水时应忌盐或低盐饮食。肝昏迷时，应禁蛋白质。食道静脉曲张时应忌硬食，食用流质或半流质食物。消化道出血时应暂时禁食，以静脉补充营养。

软肝药鳖

材料：鳖 1 只，枸杞子 50 克，淮山药 50 克，女贞子 15 克，熟地 15 克，陈皮 15 克。

制法：将众多食材一并放入锅中，加水煎汤，鳖熟后去药渣，加调料食用即可。

功效：除湿、消肿，养护肝脏。

牛肉小豆汤

材料：牛肉 250 克，赤小豆 200 克，花生仁 50 克，大蒜 100 克。

制法：混合加水煮烂，空腹温服，分两天服完，连服 20 ~ 30 天。

功效：滋养、利水、除湿、消肿解毒，治疗早期肝硬化。

清胆利湿，食物是胆结石最佳的"溶解剂"

"胆绞痛，要人命"，这是对胆结石发作起来的苦痛的最佳写照。胆囊内胆固醇或胆红素结晶形成的一粒粒小团块就是胆结石，这主要是因为人体内胆固醇和血脂过高造成的。胆结石平时可能无明显症状，但当结石异位或嵌顿在胆管时开始发作，主要于晚餐后胆绞痛、胀痛，并伴有恶心呕吐、发热、黄疸等症状。

预防胆结石应注意饮食调节，膳食要多样，此外，富含维生素 A 和维生素 C 的蔬菜和水果、鱼类及海产类食物则有助于清胆利湿、溶解结石，应该多吃。每晚喝一杯牛奶或早餐进食一个煎鸡蛋，可以使胆囊定时收缩，排空，减少胆汁在胆囊中的停留时间，有效预防胆结石。坚果类食物也是预防胆结石的绝佳选择。

胆结石患者在饮食上要注意降低胆固醇和血脂，逐步溶解或引导排除结石。多补充维生素 E、维生素 A、维生素 C 和高纤维，多吃粗粮、水果蔬菜和动物内脏等食物。

胆结石患者少吃内脏、蛋黄等富含胆固醇的食物。禁食如马铃薯、地瓜、豆类、洋葱等容易产生气体的食物。脂肪含量多的高汤也在禁忌之列。少吃生冷、油腻、高蛋白、刺激性食物及烈酒等易助湿生热，使胆汁瘀积的食物。加工食品和高糖分的食物也要避免进食。

豆薯拌番茄

材料：豆薯（又称凉薯）200 克，大番茄 100 克，金橘酱 3 大匙，黑芝麻少许。

制法：将番茄、豆薯洗净切条状，放入容器里。加入金橘酱、黑芝麻拌匀，凉拌 2 小时后即可食用。

功效：不但消暑，还能预防胆结石、减少胆固醇。

《本草纲目》：食物是最好的"胃肠保护伞"

健康自测：哪些症状是胃肠疾病的征兆

如果最近三个月，你的身体出现过下述状况，就应该引起注意了。这些症状表示你的胃肠可能出了一些问题，可以根据测试结果来选择治疗办法。

测试办法很简单，根据你最近三个月的身体状况，在符合自己情况的项目上打对号，检查自己是否患了胃肠道疾病。

（1）常常感觉食物堵塞在胸口，迟迟不肯下去。

（2）吐酸水，有烧心的感觉。

（3）口臭明显，饭后常打嗝。

（4）经常呕吐。

（5）经常腹痛或心窝痛。

（6）大便如板油样，呈黑色。

（7）虽然没有便秘，但是大便变短变细，或扁平状。

（8）反复出现腹泻或便秘。

（9）便中混血。

以上这些症状，即使只有一项符合，也要引起注意，如果有 2 ~ 6 项打了对号，那就要接受胃部检查，7 ~ 9 项符合，就要做肠道检查。

治疗胃溃疡的"美食法"

胃溃疡是一种常见病，各个年龄段的人都可能患过本病，但是 45 ~ 55 岁最多见。胃溃疡大多是由于不注意饮食卫生、偏食、挑食、饥饱失度或过量进食冷饮冷食，或嗜好辣椒、浓茶、咖啡等刺激性食物造成的。

胃溃疡如果不能治愈，有可能反复发作，因此，治疗是一个长期过程。患者除了配合医生的治疗外，还应该在饮食上多加注意。

据《本草纲目》记载，桂花蜜能"散冷气，消瘀血，止肠风血病"，对胃溃疡有不错的疗效。因此，胃溃疡患者可以根据自己的身体状况适量食用桂花蜜。此外，下面介绍的一些食疗方对胃溃疡也有不错的疗效。

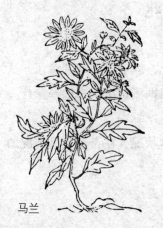

（1）新鲜猪肚 1 只，洗净，加适量花生米及粳米，放入锅内加水同煮。煮熟后加盐调味，分几次服完。数日后可重复一次，疗程不限。

（2）花生米浸泡 30 分钟后捣烂，加牛奶 200 毫升，煮开待凉，加蜂蜜 30 毫升，每晚睡前服用，常服不限。

马兰

（3）蜂蜜 100 克，隔水蒸熟，每天 2 次，饭前服，2 个月为 1 个疗程。饮食期间禁用酒精饮料及辛辣刺激食物。

（4）鲜藕洗净，切去一端藕节，注入蜂蜜仍盖上，用牙签固定，蒸熟后饮汤吃藕。另取藕一节，切碎后加适量水，煎汤服用。对溃疡病出血者有效，但宜凉服。

（5）新鲜马兰头根 30 克，水煎服，每日 1 剂。

（6）大麦芽（连种子的胚芽）、糯稻芽 33 克，水煎服。

（7）新鲜包心菜捣汁 1 杯（200～300 毫升），略加温，食前饮服，1 日 2 次，连服 10 天为 1 个疗程。

（8）鲜土豆 500 克，蜂蜜、白糖、糖桂花、植物油各适量。先将鲜土豆洗净去皮切小方丁；炒锅上火，放油烧热，下土豆炸至黄色，捞出沥油，放入盘中。另起锅，加水适量，放入白糖，煮沸，文火热至糖汁浓缩，加入蜂蜜，糖桂花适量，离火搅匀，浇在炸黄的土豆丁上，即成。佐餐食用。

（9）三七末 3 克，鸡蛋 1 个，鲜藕 250 克。先将鲜藕去皮洗净，切碎绞汁备用；再将鸡蛋打入碗中搅拌；加入藕汁和三七末，拌匀后隔水炖 50 分钟即可。每日清晨空腹食 1 剂，8～10 日为 1 疗程。

（10）新鲜卷心菜洗净，捣烂绞汁，每天取汁 200 克左右，略加温，饭前饮两勺，亦可加适量麦芽糖，每天 2 次，10 天为 1 个疗程。

（11）鸡蛋 1 个，打入碗中，用筷子搅匀，用滚烫的开水冲熟后即可食用。

胃溃疡的饮食禁区

根据《本草纲目》的记载，加上现代医学的研究，再介绍一下胃溃疡患者在饮食上应注意规避的禁区。

（1）溃疡病患者不宜饮茶。因为茶作用于胃黏膜后，可促使胃酸分泌增多，尤其是对十二指肠溃疡患者，这种作用更为明显。胃酸分泌过多，便抵消了抗酸药物的疗效，不利于溃疡的愈合。因此，为了促进溃疡面的愈合，奉劝溃疡病患者最好不饮茶，特别是要禁饮浓茶。

（2）溃疡病患者不宜食用各种酒类、咖啡和辛辣食品，如辣椒、生姜、胡椒。腌制过咸和含粗纤维素较多的食物以及糯米制作的食物，亦应尽量避免食用。

（3）饥一顿饱一顿：饥饿时，胃内的胃酸、蛋白酶无食物中和，浓度较高，易造成黏膜的自我消化；暴饮暴食又易损害胃的自我保护机制，胃壁过度扩张，食物停留时间过长等都会促成胃损伤。

（4）晚餐过饱或吃夜宵：有些人往往把一天的食物营养集中在晚餐上，或者喜欢吃夜宵或睡前吃点东西，这样做不仅造成睡眠不实，易导致肥胖，还可能因刺激胃黏膜导致胃酸分泌过多而诱发溃疡产生。

（5）狼吞虎咽：食物进入胃内，经储纳、研磨、消化，变成乳糜状，才能排入肠内。如果咀嚼不细、狼吞虎咽，食物粗糙就会增加胃的负担，延长停留时间，可致胃黏膜损伤。另外，细嚼慢咽能增加唾液分泌，而使胃酸和胆汁分泌减少，有利于胃的保护。

（6）溃疡患者忌饮牛奶。牛奶鲜美可口、营养丰富，曾被认为是胃溃疡和十二指肠溃疡患者的理想饮料，但研究发现，溃疡患者饮牛奶会使病情加重。因为牛奶和啤酒一样，可以引起胃酸的大量分泌。牛奶刚入胃时，能稀释胃酸的浓度，缓和胃酸对胃溃疡、十二指肠溃疡刺激，可使上腹不适得到暂时缓解。但片刻之后，牛奶又成了胃黏膜的刺激因素，从而产生更多的胃酸，使病情进一步恶化。因此，溃疡病患者不宜饮牛奶。

（7）酸梨、柠檬、杨梅、青梅、李子、黑枣、未成熟的柿子、柿饼等不宜食用。

特效饮食让胃炎不再找麻烦

胃炎是一种常见病，即胃黏膜的炎症，分为急性胃炎和慢性胃炎。

急性胃炎主要表现为上腹疼痛、不适，食欲下降，恶心呕吐，有时伴腹泻，严重者还会引起呕血、便血等症状。

慢性胃炎为临床常见病，而其发病多与饮食习惯有密切关系，如长期饮用烈性酒、浓茶、咖啡、过量的辣椒调味品，以及摄入过咸、过酸及过粗糙的食物，反复刺激胃黏膜，更重要的还有不合理的饮食习惯、饮食不规律、暴饮暴食等而使胃黏膜变性。主要表现有上腹饱闷或疼痛、食欲不佳、恶心呕吐、烧心、腹胀等症状。因此，合理的饮食调理对治疗慢性胃炎有重要的意义。

《本草纲目》中记载了山药的功效，"益肾气，健脾胃，止泻痢，化痰涎，润皮"。而且，山药煮粥或者用冰糖煨熟后服用，对慢性胃炎、慢性肠炎、慢性肾炎属脾胃虚弱者均有良好的疗效。

用山药治胃炎，关键是要坚持。山药的做法很多，可以根据个人口味变换花样，当然最好选用较为清淡的做法。

1. 急性胃炎应该怎么吃

（1）肉桂2～3克，粳米50～100克，红糖适量。将肉桂煎取浓汁去渣，再用粳米煮粥，等粥煮沸后，加入肉桂汁和红糖同煮。

（2）柚子1个（留在树上用纸包好，等霜后摘下）切碎，童子鸡1只（去内脏），放入锅中，加入黄酒、红糖适量煮到烂熟，1～2天内吃完。适用于寒冷胃痛。

（3）将炒扁豆100克、淮山药100克、大米70克一起煮粥，分次服用。有健脾益胃的功效，经常服用可以预防胃病。

（4）橘皮200克，生姜50克，川椒10克，加入2000毫升水中，煮成1000毫升，分多次服用。治疗寒证急性胃痛。

（5）白米50克，生姜粒、陈皮各5克，加水1000毫升，煮成稀粥，调味后，分次少量温服，以生津增液和胃。适用于平素脾胃亏虚而感寒邪的患者。

（6）鲜藕适量，粳米100克，红糖少许。将鲜藕洗净，切成薄片，粳米淘净。将粳米、藕片、红糖放入锅内，加清水适量，用武火烧沸后，转用文火煮至米烂成粥。每日2次，早晚餐食用。

（7）橙子1只，蜂蜜50克。将橙子用水浸泡去酸味，然后带皮切成4瓣。橙子、蜂蜜放入锅内，加清水适量，用武火烧沸后，转用文火煮20～25分钟，捞出橙子，留汁即成。代茶饮。

（8）枸杞25克，藕粉50克。先将藕粉加适量水小火煮沸后，再加入枸杞，煮沸食用。每日2次，每次100～150克。

（9）蜂蜜20克，鲜桃1个。先将鲜桃去皮，去核后榨成汁，再加入蜂蜜和适量温开水即成。每日1～2次，每次100毫升。

（10）白扁豆研粉，温水送服，每次服15克，一日3～4次；或扁豆33～66克，煎水，分2～3次饮服。

（11）老柚皮15克，细茶叶10克，生姜2片，水煎服。适用于急性胃肠炎。

2. 慢性胃炎应该怎么吃

（1）粳米50克，桂花心2克，茯苓2克。粳米淘净，桂花心、茯苓放入锅内，加清水适量，用武火烧沸后，转用文火煮20分钟，滤渣，留汁。粳米、汤汁放入锅内，加适量清水，用武火烧沸后，转用文火煮，至米烂成粥即可。每日1次，早晚餐服用。

（2）牡蛎火煅研细末，每次6～15克，以布包后煎，饭前服下。或将牡蛎研成极细的末，用米汤送服，每次服1克，日服2～3次，对防治胃酸过多的慢性胃炎有效。

（3）核桃绿皮，治胃炎、胃及十二指肠溃疡疼痛。在农历六月上旬，采集刚生带绿皮核桃3千克，打碎装入广口瓶内，加烧酒5千克（60%），在阳光下连晒20～30天，待酒与核桃由橙黄色变为黑色为止，纱布过滤，滤液加糖浆1350毫升，每日1～2次，或痛时服，10分钟见效。

（4）鲜石斛30克，粳米50克，冰糖适量。取石斛30克，加水200毫升，用文火久煎取汁约100毫升，去渣；再加冰糖、粳米，同入砂锅内，加水400毫升左右，煎至粥稠停火。分早晚两次温热服下，7天为一个疗程，主治胃热阴虚型慢性胃炎。

（5）姜汁适量，大米100克。先将大米用水浸泡后，用麻纸5～6

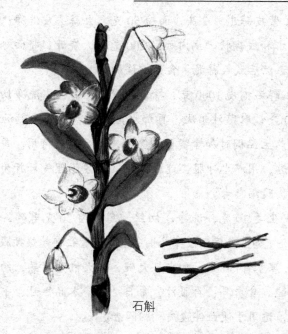

石斛

层包好，烧成灰，研细末，早晚2次服完。饭前用姜水冲服，轻者1剂，重者连服3剂，服药后1周内以流食为主，勿食生冷油腻之物。本方对慢性胃炎有较好疗效，对病情轻、病程短者疗效更佳。

饮食战略打退肠炎的进攻

肠炎是肠黏膜的急性或慢性炎症。肠炎不是一种独立性疾病，它常涉及胃和结肠。因此，所谓的肠炎，实际上是胃炎、小肠炎和结肠炎的统称。肠炎的发病原因较多，但无论哪一种都离不开饮食的调养。

虽然说"得了肠炎，命丢了一半"，但大可不必太担心。李时珍在《本草纲目》中记载了很多保护胃肠的食物，加上现代医学对此也十分有研究，只要在医生的指导下运用下面的食疗方，就一定能打退肠炎的进攻。

（1）干荔枝肉50克，山药、莲子各10克，粳米50克。将前三味捣碎，加水适量煎至烂熟时，加米入锅煮成粥。每日晚餐服食，可补脾益肾。

（2）紫皮蒜1～2头，面粉50克。大蒜去皮洗净，捣成蒜泥，面粉加清水和成糊状。锅内加水200毫升，烧开，将面糊缓缓搅入，边倒边搅，然后放入蒜泥、食盐少许调味。

（3）鲜石榴皮1000克、蜂蜜300克，石榴皮洗净切碎，加水煎煮；每30分钟取煎汁1次，再加水煎煮，共取2次煎汤；合并煎汤以小火煎熬至黏稠时加蜂蜜至沸停火，冷后装瓶待用。每日2次，每次服1汤匙，用沸水冲服，连服1周，此方已理气舒肝为主，适用于腹部胀痛、腹泻患者。

（4）生姜10克，洗净，切丝，乌梅肉30克剪碎，绿茶5克，以沸水冲泡，加盖并保温浸半小时，再加少量红糖趁热顿服。每日3次。

（5）黑木耳50克，加水2大碗，文火煮至烂熟，约存1碗，放少量盐及醋。食木耳，再服汁，每日2次。本品性甘、平，有凉血止血之功效，适用于便血伴腹痛、胸闷者。

（6）酸枣仁30克，粳米200克，炒熟酸枣仁，加水适量煎煮，滤取药汁，放入洗净的粳米，加水煮成粥，分3～5次服。有养阴、补心安神之功效。适用于久病体虚、心悸失眠的患者。

饮食禁忌，从"肠"计议

肠炎患者要注意饮食调养和饮食卫生，避免食用刺激性和纤维多的食物，如辣椒、芥末等辛辣食物，以及白薯、芹菜等多渣食物。疾病发作时，应忌食生蔬菜、水果及带刺激性的葱、姜、蒜等调味品。

应少吃产气食物及甜食。《本草纲目》中记载，排气、肠鸣过强时，应少食蔗糖及易产气发酵的食物，如大豆、白萝卜、南瓜、黄豆、生菜、干豆、葱、蒜、红薯等。不易消化的食物、生冷食物、有强刺激性的食物也不要吃。

有些人爱吃水果，但是如果有肠炎，就不要吃香蕉、梨等偏寒、具有滑肠功能的水果。

多油及含脂肪太多的食物，除不易消化外，其滑肠作用又会使腹泻症状加重。烹调各种菜肴应尽量少油，并经常采用蒸、煮、焖、氽、炖、水滑等方法。

肠炎患者要注意蛋白质及维生素的摄入。在日常饮食中适当多选用一些易消化的优良蛋白质食品，如鱼、蛋、豆制品以及富含维生素的嫩绿叶蔬菜、鲜果汁和菜汁等。慢性肠炎病人的消化吸收功能较差，宜采用易消化饮食，一次进食量不宜过多。另外，要注意给身体提供足够的热量、蛋白质、无机盐和维生素，尽可能避免出现营养不良性低蛋白血症，以增强体质，早日康复。

消化不良，找"本草牌"健胃消食方

如果一个人消化不良，那么可能出现胀气、腹痛、腹胀、恶心、呕吐和饭后烧心，也会有胃灼热或口腔出现酸液、苦味等现象，还可能经常打嗝。

日常生活中，当我们消化不良时，老人们常让我们吃一块萝卜，说萝卜能顺气。李时珍在《本草纲目》中说，萝卜生吃可以止渴消胀气，熟食可以化瘀助消化。那么，萝卜应该怎么吃才既美味又有治疗作用呢？下面我们来介绍几款健脾养胃、消积化滞的食疗方。

猪肚萝卜汤

材料：猪肚150克，萝卜120克，调料适量。

制法：按常法煮汤服食，每日1剂。

功效：脾胃虚弱所致的消化不良。

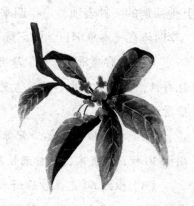

山楂麦芽茶

材料：山楂、炒麦芽各10克。

制法：将材料放入杯中，用沸水冲泡，代茶饮用。每日1～2剂。

功效：健胃、消食。适用于肠胃

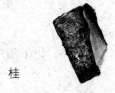

桂

虚弱、食积不化等。

桂皮山楂汤

材料：桂皮 4 克，山楂 10 克，红糖 30 克。

制法：水煎服，每日 2 剂。

功效：温中祛寒、健脾消食。适用于过食寒凉所致的伤食、纳少等。

番木瓜方

材料：番木瓜鲜果适量。

制法：生吃或煮食番木瓜均可。

功效：健脾醒胃、清暑消渴、疏肝化郁。适用于消化不良、胃脘
不适等。

《本草纲目》中的腹泻食疗方

腹泻是指排便次数增加，每日 3 次以上，粪便质清稀，甚至大
便如水样，有的还伴有脓血、黏冻。腹泻可能是一种单独的疾病，也可能
是其他疾病的一种表现，一年四季都可能发生，但夏天和秋天较多见。

李时珍在《本草纲目》中记载了以下几种治疗腹泻的食疗方：

（1）治脾虚滑泄：乌骨母鸡 1 只，洗净。用豆蔻 50 克，草果 2 枚，
烧存性，掺入鸡腹内，扎定煮熟，空腹食之。可补虚劳羸弱，能治脾
虚滑泄。

（2）白胡椒、生姜、紫苏各 3 克，水煎服，十分有效。也有用
胡椒 30 枚，研成末，以黄酒饮用，适用于寒湿腹泻者。

（3）椒红 60 克，炒后研末，每日服 3 次，每次服 2～3 克，浓
米汤送服。花椒适宜阳虚型腹泻和寒湿（风寒）型腹泻。

此外，以下治疗腹泻的食疗方也广为流传，均有不错的效果。

鲜藕饮

材料：鲜嫩藕 1500 克。

制法：新鲜嫩藕洗净，捣烂后取汁，分 2 次用开水冲服。

功效：清热凉血、开胃止泻。适用于肠炎泄泻、食欲不振、发热者。

苹果方

材料：苹果适量。

制法：苹果，洗净，去皮核，捣烂如泥，每日 4 次，每次 100 克。苹果 1 只，洗净去皮，切成薄片，放入碗中加盖，隔水蒸熟，分 2 次饮用。苹果 1 只，去皮核，切碎；粳米 30 克，炒黄，加入煎煮，饮用。

功效：对脾虚纳呆、泄泻有很好的作用。

榛子散

材料：榛子仁适量。

制法：将榛子仁炒至焦黄，研为细末。每次 1 匙，每日 2 次，空腹以红枣 5 ~ 7 枚煎汤送服。

功效：益气力、补脾胃。适用于脾虚腹泻。

小米山药大枣粥

材料：小米 30 克，淮山药 15 克，大枣 5 枚。

制法：按常法煮粥服食。每日 2 剂。

功效：健脾养胃、益气止泻。适用于脾胃虚弱所致的腹泻。

扁豆粥

材料：白扁豆 60 克，粳米 150 克，红糖适量。

制法：按常法煮粥服食。每日 1 剂。

功效：健脾止泻、清暑化湿。适用于脾胃虚弱所致的慢性腹泻、食欲不振等。

下面是腹泻者食物宜忌一览表。

腹泻者食物宜忌一览表

食物类别	忌　食	宜　食
蔬菜类	花菜、荠菜、韭菜、芹菜、洋葱、青椒、毛豆、生菜、金针菜、四季豆、苦瓜、丝瓜	蔬菜嫩叶、菜泥、马铃薯、冬瓜、黄瓜、苋菜、油菜、香菜
水果类	番石榴、梨、凤梨、杨桃、柿饼、生冷瓜	香蕉、葡萄、橘子、过滤的果汁
肉类	经油炸、油煎的肉类、蛋、火腿、香肠、腌肉、肥肉	鸡、鱼、牛肉、嫩猪肉、动物内脏、蛋
五谷、根茎类	油煎物、玉米、糙米饭、芋头、胚芽饼等	白米、米制品、面粉及其制品
其他	含粗纤维的核果、干果、烈酒、油煎炸食物、过甜糕点、果冻	盐、蜂蜜、茶、豆浆、豆花、米汤

食疗帮你甩掉烦人的便秘

如果一个人排便次数减少，每 2～3 天或更长时间一次，而且无规律性，粪质干硬，常伴有排便困难感，那么，他很可能出现便秘了。一年中，秋天气候干燥，是便秘的高发期。

便秘的人要多吃一些滋阴润燥、能够促进肠蠕动的食物。据《本草纲目》记载，蜂蜜具有滋阴润燥的功能，最适合便秘者食用。那么，蜂蜜应该怎么吃呢？

蜂蜜方

材料：蜂蜜半杯。

制法：每天饭前空腹以温开水化服蜂蜜半杯。每日 2 次，长期坚持服用，可见疗效。

功效：清热解毒、润燥滑肠。适用于大便秘结、习惯性便秘。

蜂蜜麻油汤

材料：蜂蜜 50 克，麻油 25 克。

制法：蜂蜜放入碗内搅拌起泡沫，边搅边将麻油缓缓掺入蜂蜜中，再搅匀即可。用开水冲饮（可冲开水约 1000 克），代茶饮。

功效：适用于肠燥便秘者。

此外，新鲜蔬菜，加食糠皮、麦麸、粗粮等，可增加饮食中纤维的摄取量，以促进肠蠕动，减少便秘发生。大量饮水对保持肠道清洁通畅、软化粪便大有益处。

适量食用易产气蔬菜，如土豆、萝卜、洋葱、黄豆、生黄瓜等。气体在肠内鼓胀能增加肠蠕动，可下气利便。食用果胶含量多的食品，如苹果、香蕉、胡萝卜、甜菜、卷心菜、柑橘等可软化大便，减轻症状。下面推荐几款简单有效的食疗方。

香蕉粥

材料：香蕉 200 克，粳米 50 克。

制法：香蕉切成薄片，粳米淘洗干净后煮粥，粥成时加入香蕉皮，再煮约 10 分钟即可。

功效：适用于大便干结、小便短赤、身热、心烦、腹胀腹痛，口干口臭。不要同时吃大量的鱼、肉、蛋等高蛋白食物，以免造成胃石症。

黑芝麻丸

材料：黑芝麻适量。

制法：将黑芝麻淘洗干净，上笼蒸 3 次，晒干，炒熟，研为细末，用炼蜜或枣泥为丸，每丸约 6 克。每次服 1 丸，每日 2～3 次，温黄酒送下。

功效：润肠、和血、补肝胃、乌须发。适用于习惯性便秘。

芋头粥

材料：芋头 250 克，大米 60 克。

制法：按常法煮粥服食。每日 1 剂。

功效：散结、润肠、通便。适用于大便干燥硬结者。

简单食疗胃痛消

当我们胃痛的时候该怎么办呢？有的人说吃药，但是大多数药物只能治标而不能治本。那么，有什么办法能从根本上把胃养好呢？

养胃贵在平时注意饮食，除了前面讲到的一些养胃食物，比如《本草纲目》中提到的山药、小米等，这里再介绍几种专治胃疼的食疗方。

佛手茶

材料：鲜佛手 12 ~ 15 克。

制法：将佛手洗净切片，放入杯中，用开水冲泡，代茶饮用。每日 2 剂。

功效：芳香理气、健胃止呕、止痛。适用于肝胃气痛（包括慢性胃炎、胃神经痛等）。

大茴香酒

材料：大茴香 9 克，黄酒适量。

制法：将大茴香加酒煎服。每日 1 ~ 2 剂。

功效：行气暖胃、调中止呕。适用于胃气痛。

萝卜生姜汁

材料：萝卜、生姜各适量（萝卜 10 份，生姜 1 份），食盐少许。

制法：将萝卜、生姜洗净捣烂，取汁，加食盐调匀。每次服150毫升，每日2～3次。

功效：宽中下气、和胃止痛。适用于胃脘部阵发剧痛、腹胀等。

老姜红糖膏

材料：老姜、红糖各610克。

制法：将老姜洗净，捣烂取汁，隔水蒸沸，加入红糖溶解即成。每日1剂，2次分服。

功效：温中散寒、和胃止痛。适用于胃寒疼痛。

以食为药，赶走霍乱

霍乱是一种急性肠道传染病，轻者腹泻，重者剧烈吐泻大量米泔水样的排泄物，并引起严重脱水、酸碱失衡、周围循环衰竭及急性肾功能衰竭。夏季是霍乱的高发期，因此夏季一定要注意保护好胃肠。下面介绍几款《本草纲目》中记载的防治霍乱的食疗方。

丁香汤

材料：丁香14枚。

制法：将丁香加水煎汤，顿服。

功效：温脾胃、止霍乱。适用于霍乱呕吐。

扁豆散

材料：白扁豆100克，米醋适量。

制法：将白扁豆炒黄，捣碎研末，每次服10克，每日2次，以米醋送服。

功效：消炎、解毒、止泻。适用于霍乱吐泻、手足抽搐等。

醋盐方

　　材料：米醋 150 毫升，精盐少许。

　　制法：将米醋放入瓷器内，烧沸后加入精盐即成，一次服下。

　　功效：解毒杀虫、止呕止泻。适用于霍乱吐泻。

本草食疗，提升你下垂的胃

　　现代人生活忙碌，工作压力大，饮食不当，长期过度劳累，很容易出现胃下垂。一旦得了胃下垂，除了要调整自己的作息时间和心态，还应在饮食上下点工夫。下面是《本草纲目》中提到过的几种养胃健脾的食疗方，对治疗胃下垂有不错的效果。

胡椒猪肚汤

　　材料：猪肚 250 克，白胡椒粉 15 克，调料适量。

　　制法：按常法煮汤服食，每日 1 剂。

　　功效：健脾益气、温中升阳。适用于胃下垂。

黄芪枳壳炖鲫鱼

　　材料：鲫鱼 500 克，黄芪 40 克，炒枳壳 15 克，调料适量。

　　制法：将鲫鱼宰杀，去鳞及肠杂，洗净，与黄芪、枳壳共置锅内，加水炖烂，拣出黄芪、枳壳，调味服食。每日 1 剂，2 次分服。

　　功效：补中益气、升阳固脱。适用于胃下垂、脱肛等。

韭菜子蜂蜜方

　　材料：韭菜子 60 克，蜂蜜 120 克。

　　制法：将韭菜子捣烂，加蜂蜜调匀，用温开水冲服。每日 1 剂，2 次分服。

　　功效：温肾壮阳、固精、健胃。适用于胃下垂、阳痿、遗精等。

肾气十足不难，看看李时珍的肾病食疗方

为肾盂肾炎患者开出的食疗单

肾盂肾炎是由各种病原微生物感染直接引起的肾小管、肾间质和肾实质的炎症。在治疗上常规治疗配以食疗效果会更好。下面就介绍几种食疗的方法。

黄芪鲫鱼汤

材料：黄芪7克，鲫鱼1条（200克）。

制法：将鲫鱼去鳞、鳃及内脏，洗净，与黄芪共置砂锅内，加水煮熟，不加盐，淡食。每日1剂。

功效：益气补肾、利尿消肿。适用于脾肾亏虚型肾盂肾炎。

公英二草汤

材料：蒲公英、车前草、金钱草各30克。

制法：水煎服。每日1剂，2次分服。

功效：清热解毒、利湿通淋。适用于膀胱湿热型肾盂肾炎。

甘蔗鲜藕饮

材料：鲜甘蔗、鲜藕各500克。

制法：将甘蔗洗净，去皮切碎，捣烂取汁；鲜藕洗净，去节，切碎，捣烂取汁。将二汁合并，调匀饮服。每日1剂，3次分服。

功效：养阴清热、止血。适用于肾阴亏虚型肾盂肾炎。

急性肾炎患者共享饮食疗法

　　说到肾炎，许多人也许不以为然，殊不知肾炎一旦演变成肾功能衰竭尿毒症，对人类的危害程度就不亚于某些癌症。肾炎可以发生于任何年龄阶段，因此，一定要引起注意。

　　我国幅员辽阔，南北气候不同，因此同一种病在不同的地区，其高发期也不同。就肾炎来说，在我国北方，冬春季是咽炎、上呼吸道感染、扁桃体炎的多发季节，因此90%以上的急性肾炎都发生在这两个季节；而在南方，夏天气候湿热，蚊虫多，叮咬皮肤后搔抓容易引起皮肤感染，也容易患皮肤疖肿，所以，30%～80%的急性肾炎发生在夏季。

　　如果患了急性肾炎，除了配合医生的药物治疗以外，还应该在饮食上注意保养。下面是一些对急性肾炎十分有效的食疗方。

羊肺冬瓜汤

　　材料：羊肺250克，冬瓜250克。

　　制法：将羊肺洗净，切成条状，锅中放油炒熟。冬瓜切片，加水适量，文火炖煮。可放葱、姜调味，不加盐。每日1剂，随意食用，1周为1个疗程，间隔3日，继进下1个疗程。

　　功效：可治疗急、慢性肾炎水肿。

胡萝卜缨

　　材料：胡萝卜缨500～700克。

　　制法：蒸熟服食。连服1周。

　　功效：可消肿。

三鲜冬瓜汤

　　材料：冬瓜500克，水发冬菇100克，罐头冬笋100克，菜油50克，鲜汤1000克。

制法：将冬瓜削皮，去瓢洗净，切成0.5厘米厚的片；冬笋切成0.2厘米厚的片；冬菇去蒂，切成薄片。锅洗净置旺火上，倒入菜油烧至七成热时，放入冬瓜微炒，掺入鲜汤。将冬瓜煮到快熟时，下冬笋片、冬菇片同煮至冬瓜变软，加入精盐调味起锅，入汤盆上桌即可。

功效：有利尿消肿之功。

鲤鱼冬瓜饮

材料：鲤鱼1条（250克），冬瓜皮100克。

制法：煎汤频饮，可少加秋石，不能用盐。

功效：鲤鱼滋补脾胃又能利尿，每百克含蛋白质15克、脂肪1.2克，还有钙、磷、铁等多种营养成分，配合冬瓜皮利水作用更强，具有补养与利尿之功。

芥菜鸡蛋

材料：鲜芥菜60克，鸡蛋1个。

制法：将芥菜切碎煮半熟后放入鸡蛋，作为芥菜蛋汤顿服。每日2次。

功效：此汤可补肾利水，消除肾炎引起的水肿。

玉米须饮

材料：玉米须100克。

制法：玉米须加水1000毫升，煎煮20～30分钟，熬成300～400毫升液体，过滤后，每日2次分服。

功效：适宜于水肿明显兼高血压者服食，可用于急性肾炎之风热郁肺、湿毒蕴结型，或慢性肾炎之肝肾阴虚、肝阳上亢型。

给慢性肾炎患者的食疗方

上面讲了急性肾炎，那么，慢性肾炎又应该怎样食疗呢？下面这些食疗方，其原料大多选自《本草纲目》中记载的有补肾益肾功能的食物，对慢性肾炎均有良好的效果。

冬瓜煲鸭肾

材料：鸭肾2只，冬瓜900克，江珧柱3粒。

制法：冬瓜洗净连皮切大块；鸭肾洗净，凉水涮过。江珧柱浸软。把适量水煲滚，放入冬瓜、江珧柱、鸭肾，煲滚以慢火煲2小时，下盐调味。

功效：清热、补脑。

乌鱼汤

材料：鲜乌鱼500克，茶叶200克，茅根500克，冬瓜皮500克，生姜50克，红枣300克，冰糖250克，葱白7根。

制法：先将茶叶、茅根、冬瓜皮、生姜加水适量煎熬成汤，去渣后浓缩至1000毫升左右。放入鲜乌鱼（去肠，洗净），小火煮至鱼熟烂，加入冰糖、葱白。每日3次，分顿食之，喝汤食乌鱼。

熟地山药汤

材料：熟地60克，山药60克，蜂蜜500克。

制法：将熟地、山药洗净倒入砂锅中，加冷水1200毫升，用小火煎煮约40分钟，滤取药液加水复煎，合并两次药液，倒入盆中，加蜂蜜，加盖不让水蒸气进入，用旺火隔水蒸2小时，离火，待冷装瓶，备用。日服2次，每次10克，饭后温开水送服。

功效：对慢性肾炎病人体弱者有调养作用。

党参堡猪肾

材料：党参、黄芪、芡实各20克，猪肾1个。

制法：先将猪肾剖开去筋膜洗净，与药共煮汤食用，每日1次。

功效：具有补气健脾固肾之功，适用于恢复期的慢性肾炎患者。

芡实粥

材料：芡实50克，粳米50克，白糖少许。

制法：上述材料加水适量煮粥，加白糖少许食用，也可再加莲子和桑葚各20克同煮食，可用于肾虚不固、遗精耳鸣的慢性肾炎。

功效：利耳明目，补肾固精。

车前子粥

材料：车前子30克，糯米50克。

制法：车前子布包煎汁后，放入糯米同煮为粥。

功效：利水消炎，养肝明目，祛痰止咳。

以食养肾调虚，走出尿毒症这片险滩

尿毒症是由于各种疾病造成肾脏严重损害时，肾脏功能减退，应排泄的代谢物在体内潴留而引发的各种症状。引起尿毒症的原因有：慢性肾小球肾炎、慢性肾盂肾炎、肾结核、肾小动脉硬化症、泌尿道结石、前列腺肥大、膀胱癌、红斑狼疮、糖尿病等。

尿毒症最初表现于胃肠道症状，伴有恶心、呕吐和腹泻，口中有氨味，齿龈也常发炎，口腔黏膜溃烂出血等。

失眠、烦躁、四肢麻木灼痛，晚期可出现嗜睡甚至抽搐、昏迷。心血管系统可出现高血压、心包炎及心力衰竭引起的心前区疼痛、心悸、心急、上腹胀痛、浮肿、不能平卧等。血液系统可出现贫血及黏膜出血现象。呼吸系统可有肺炎及胸膜炎引起的咳嗽、胸痛。

尿毒症的病因繁多，故此应注意饮食营养的均衡搭配，养成良好的饮食习惯，才能有效预防尿毒症。

对尿毒症患者应给予低蛋白饮食，以减少体内氮质代谢产物的生成和潴留。

由于进食蛋白量少，因此应尽量选用营养价值较高的鸡蛋、牛奶等动物蛋白质食物，而少用豆制品等植物蛋白。根据病情供给适量的水分。

尿毒症患者限制摄入含镉量高的食物，如由动物肝和肾制成的食物、比目鱼、蚌类、扇贝、牡蛎以及在污泥中长成的蔬菜。

忌食含磷高的食物，如动物的内脏、脑。避免高尿酸食物：如海鲜、小鱼干及豆类。忌吸烟，烟对肾脏有害无益。

桂圆粥

材料：桂圆 60 克，粳米 100 克，红糖少许。

制法：桂圆放入锅内，加清水适量，用中火煮沸后，去渣取药汁。粳米淘洗干净后放锅内，加药汁，清水适量，用武火烧混后，转用文火煮至米烂成粥。每日 2 次，早晚各 1 次。

功效：适用于老年浮肿、慢性肾炎、体质虚弱者，但舌质红者忌服。

生姜大枣粥

材料：鲜生姜 12 克，大枣 6 枚，粳米 90 克。

制法：生姜洗净后切碎，用大枣、粳米煮粥。每日 2 次，做早晚餐服用，可常年服用。

功效：适用于轻度水肿，面色萎黄者。

养五脏之华盖，用本草祛除"肺"病

用食物护卫你的"娇脏"——肺

肺是我们身体内的重要器官，保护肺是我们的职责，那么怎么才能更好地保护它呢？首先就要从吃开始。

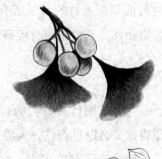

白果

1. 白果

白果别名灵眼、银杏、佛指柑、鸭脚子。
《本草纲目》中记载，白果性平，味甘、苦，
入肺、脾经，具有滋阴润肺、养血生肌的
作用。

2. 燕窝

《本草纲目》认为，燕窝具有养阴、润燥、益气、补中、抗衰、疗病等功效。
用燕窝与银耳、冰糖适量炖服，可治干咳、盗汗、肺阴虚等症。

3. 白萝卜

《本草纲目》说，白萝卜含芥子油、淀粉酶和粗纤维，具有促进消化、
增强食欲，加快胃肠蠕动和止咳化痰的作用。中医认为本品味辛甘，性凉，
入肺、胃经，为食疗佳品，可以治疗或辅助治疗多种疾病。

4. 银耳

《本草纲目》认为，银耳味甘淡，性平，归肺、胃经，具有滋阴润肺、
养胃生津的功效，适用于虚劳干咳、少痰或痰中带血丝、口燥咽干、神经衰弱、
失眠多梦等。

5. 梨

梨性味寒、甘、微酸，无毒。果实含有机酸（为苹果酸、柠檬酸）、糖类（葡
萄糖、蔗糖等）、B族维生素、维生素C。能润肺，清心，止热咳，消痰水。
生梨用为化痰止咳药。

6. 玉竹

《本草纲目》记载，玉竹性味甘、平，无毒。含生物碱、强心甙、铃

兰苦甙等。玉竹的铃兰甙有强心作用，小剂量可使心搏增速和加强，大剂量则相反。玉竹主治时疾寒热，内补不足，止消渴，润心肺。

7. 杏仁

《本草纲目》认为，杏仁性味辛、苦、甘、温，有小毒。苦杏仁主咳逆上气。甜杏仁又名巴旦杏仁，为滋养缓和性止咳药，主治咽干、干咳。

此外，还可以多吃一些玉米、黄豆、大豆以及水果，有助于养肺。秋令养肺最重要，肺喜润而恶燥，燥邪会伤肺。秋天气候干燥，空气湿度小，尤其是中秋过后风大，人们常有皮肤干燥、口干鼻燥、咽痒咳嗽、大便秘结等症。因此秋季饮食应"少辛增酸""防燥护阴"，适当多吃些蜂蜜、核桃、乳品、百合、银耳、秋梨、香蕉、藕等，少吃辛辣燥热与助火的食物。

以食养肺益气，让支气管炎知难而退

支气管炎是由炎症所致的呼吸系统疾病，分为急性和慢性两种类型。急性支气管炎通常发生在感冒之后，可有咽痛、鼻塞、低热、咳嗽及背部肌痛。慢性支气管炎往往因长期吸烟所致，可有呼吸困难、喘鸣、阵发性咳嗽和黏痰。

预防支气管炎主要依靠食物建构坚固的人体免疫系统。在感冒高发季节多吃些富含锌的食品有助于机体抵抗感冒病毒，如肉类、海产品和家禽。此外，各种豆类、硬果类以及各种种子也是较好的含锌食品，可以取得很好的治疗效果。各类新鲜绿叶蔬菜和各种水果都是补充维生素 C 的好食品。还包括富含铁质的食物，如动物血、奶类、蛋类、菠菜、肉类等都有很好的预防效果。

《本草纲目》中说，支气管炎患者要依据病情的寒热选择不同的食物。如属寒者用生姜、芥末等；属热者用茼蒿、萝卜、竹笋、柿子、梨子等。体虚者可食用枇杷、百合、胡桃仁、蜂蜜、猪肺等。饮食宜清淡，低钠，能起到止咳平喘，化痰的功效。常见的食品有梨、莲子、柑橘、百合、核桃、蜂蜜、菠萝、白果、鲜藕、大白菜、小白菜、菠菜、油菜、胡萝卜、西红柿、白萝卜、枇杷等。要补充维生素，多吃一些新鲜蔬菜和水果。多补充蛋白质，瘦肉、豆制品、山药、鸡蛋、动物肝脏、绿叶蔬菜等食物中含优质的蛋白质，应多吃。

支气管炎患者忌食腥发及肥腻之物。腥发之物，特别是海腥类，如带鱼、黄鱼、角皮鱼、虾、蟹等。油炸排骨、烤羊肉串、肥肉、动物内脏、动物油等，多食损伤脾胃，易助湿生痰。

南瓜大枣粥

材料：南瓜 300 克，大枣 15 枚，大米 150 克，蜂蜜 60 克。

制法：将南瓜洗净，切成小块，大枣、大米洗净备用。锅内加水适量，放入大枣、大米煮粥。五成熟时，加入南瓜，再煮至粥熟，调入蜂蜜即成。

功效：南瓜有消炎止痛，补中益气，解毒杀虫等功效。适用于慢性支气管炎，咳嗽痰喘。

大葱糯米粥

材料：大葱白 5 段（长 3 厘米），糯米 60 克，生姜 5 片。

制法：共煮粥，粥成后加米醋 5 毫升，趁热食用。

功效：适用于急性支气管炎。

以食理虚润肺，拒绝哮喘来访

哮喘属于一种慢性非特异炎症性疾病。每当发病时，患者会感到发作性胸闷、喘息、气促或咳嗽，常于夜间和清晨发作。

春季是哮喘的高发季节，老年人是哮喘的高发人群，要有效预防哮喘的滋生，要多进食红枣，饮枣茶，喝枣粥，补脾润肺，尤其适用于体弱多病及脾胃虚弱的人。还要多吃核桃，核桃油润燥化痰、温肺润肠，有效预防哮喘。全谷类和鱼类食物也能有效预防哮喘。

《本草纲目》中记载，年老体弱者，宜食补肺益肾、降气平喘的食物，如老母鸡、乌骨鸡、猪肺、甲鱼、菠菜、南瓜、栗子、白果、枇杷等。平时亦可用冬虫夏草蒸肉，白果炖猪肺，或山药、萝卜煮粥，都可减轻症状，增强体质。

哮喘患者饮食忌过甜、过咸，甜食、咸食能生痰热，可以引发哮喘病。不喝冷饮及含气饮料，易诱发哮喘。忌吃刺激性食物，如辣椒、花椒、茴香、芥末、咖喱粉、咖啡、浓茶等。忌吃产气食物，如地瓜、芋头、土豆、韭菜、黄豆、面食等。过敏性哮喘者，应忌食引起过敏的食物，如鱼、虾、鸡蛋、羊肉、巧克力等。

薏米煮猪肺

材料：猪肺1个，薏米150克，萝卜150克。

制法：将猪肺洗净切块，萝卜洗净切块，和薏米一起放入砂锅，加水文火炖煮1小时，加调料即可食用。

功效：理虚润肺，止咳平喘，适用于支气管哮喘、慢性支气管炎。

核桃杏仁蜜

材料：核桃仁250克，甜杏仁250克，蜂蜜500克。

制法：先将杏仁放入锅中煮1小时，再将核桃仁放入收汁，将开时，加蜂蜜500克，搅匀至沸即可。每天取适量食用。

功效：适用于老年肺肾不足，咳嗽痰多，肠枯便燥之症。

消气解肿，肺气肿的食疗王道

严格地讲，肺气肿不是一种病，而是慢性气管炎、支气管哮喘等的并发症。肺气肿是因肺脏充气过度，细支气管末端、肺泡管、肺泡囊和肺泡膨胀或破裂的一种病理状态。主要因为慢性气管炎、支气管哮喘、空洞型肺结核、矽肺、支气管扩张等长期反复发作，使肺泡壁损坏、弹性减弱，甚至多个肺泡融合成一个大肺泡，使肺泡内压力增大，血液供应减少而出现营养障碍，最终形成肺气肿。按病因，肺气肿可分为老年性肺气肿、代偿性肺气肿、间质性肺气肿、阻塞性肺气肿等。而以阻塞性肺气肿最常见。

预防肺气肿要戒烟，注意保暖，严防感冒入侵。《本草纲目》中记载，肺气肿患者要多吃富含维生素A、维生素C及钙质的食物。含维生素A的食物如红薯、猪肝、蛋黄、鱼肝油、胡萝卜、韭菜、南瓜、杏等，有润肺、保护气管之功效；含维生素C的食物有抗炎、抗癌、防感冒的功能，如大枣、柚、番茄、青椒等；含钙食物能增强气管抗过敏能力，如猪骨、青菜、豆腐、芝麻酱等。香菇、蘑菇含香菇多糖、蘑菇多糖，可以增强人体抵抗力，减少支气管哮喘的发作，预防肺气肿。

肺气肿患者要多吃蛋白质类食品，有助于修复因病变损伤的组织，提高机体防御疾病的能力。因病人血液偏酸性，应增加食用含碱性的食物，如蔬菜和水果。供给充足的蛋白质和铁，饮食中应多吃瘦肉、动物肝脏、豆腐、豆浆等，提高抗病力，促进损伤组织的修复。还要多饮水，利于痰液稀释，保持气管通畅。每天饮水量至少2000毫升（其中包括食物中的水分）。

肺气肿患者忌吸烟。避免吃容易引起过敏的食品，如鱼、虾、蛋等。急性发作期，应禁饮酒和浓茶，忌食油腻辛辣之物。还要予以低盐饮食。每顿饭不宜过饱，以免增加心脏负担。限制牛奶及其制品的摄入，奶制品可使痰液变稠，不易排出，从而加重感染。

虫草炖老鸭

材料：老鸭1只，冬虫夏草15克。

制法：将老鸭去毛及杂肠，再将冬虫夏草置于鸭腹内，加水适量，隔水炖烂，加作料食之，每周1次，连服1个月。

功效：适用于肺虚症。

核桃仁糖

材料：核桃仁30克，萝卜子6克，冰糖适量。

制法：先将冰糖熔化，掺入药末，制成糖块，每日嚼食。

功效：适用于上盛下虚，气逆喘咳症。

清凉素淡食物，轻轻松松为肺"消炎"

肺炎是由多种病原菌引起的肺充血，水肿，炎性细胞浸润和渗出性病变。症状表现为发热、咳嗽、胸痛、呼吸困难等。肺炎的成病原因很多。刺激性的物质，如食物、汽油等吸入下呼吸道后易引发吸入性肺炎。维生素 A 是呼吸道健康的必需物质，缺乏时可导致呼吸道易感染性增强，引发肺炎。

预防肺炎要注意调养饮食，补充足量优质蛋白、维生素、微量元素食物，适当多吃些滋阴润肺的食物，如梨、百合、木耳、芝麻、萝卜等。尽量多喝水，吃易消化的食物，以利湿化痰液，及时排痰。当痰多时应停进肉类、油脂，俗话说"鸡生火，肉生痰"。忌烟酒以避免过度的咳嗽。

《本草纲目》中记载，肺炎患者饮食上应注意补充矿物质，多吃新鲜蔬菜或水果，同时有助于纠正水和电解质的失调；多吃含铁丰富的食物，如动物肝脏、蛋黄等；多吃含铜量高的食物，如牛肝、麻酱、猪肉等；也可吃虾皮、奶制品等高钙食品。

高热病人宜进食清凉素淡、水分多、易吸收的食物，如果汁、米汤、绿豆汤等；退热后，体质虚弱，但无呕吐、腹泻的病人，可给予流质饮食，同时增加瘦肉、猪肝、新鲜蔬菜、水果，以加强营养；食欲渐好者，可给予半流质饮食，如粥、软面、菜泥等。

肺炎患者要戒除吸烟，避免吸入粉尘和一切有毒或刺激性气体。肺炎高热期，患者应忌食坚硬、高纤维的食物，以免引起消化道出血。禁食生葱、大蒜、洋葱等刺激性食品，防止咳嗽、气喘等病状的加重。

绿豆荸荠粥

材料：绿豆 60 克，荸荠 100 克，大米 100 克。

制法：将荸荠洗净去皮，切成小块；绿豆、大米均去杂，洗净，备用。锅内加水适量，放入绿豆、大米煮粥，六成熟时加入荸荠块，再煮至粥熟即成。每日 1～2 次，可长期服食。

功效：绿豆有清热解毒、利尿消肿、润肤解暑等功效；荸荠有清热解毒、祛风化痰、利湿止渴等功效。适用于急、慢性肺炎。

雪梨汁饮

材料：雪梨250克。

制法：将雪梨洗净，去皮，切薄片。用凉开水浸泡2小时。然后用洁净的纱布包裹绞汁即成。1次饮完，每日1～3次。

功效：生津润燥，清热化痰，对肺炎咳嗽、消渴、便秘有一定作用。

本草食疗为你锻造"钢筋铁骨"

健康自测：你的骨质疏松了吗

因为快节奏的生活和工作的压力，骨质疏松症的侵袭对象不再是老年人，许多年轻人也患有骨质疏松症，尤其是缺少户外活动的人。骨质疏松症一般没有明显的症状，早期时会出现下肢乏力，腰、背、腿酸痛，然后会出现驼背、身高降低、下肢变形等情况。大多数人对此不以为意，直到骨折后才追悔莫及。那么，怎样才能知道自己是否骨质疏松呢？做完了下面这些简单自测题你就知道了。

（1）父母是否曾因轻微撞击或跌倒而发生髋部骨折？

（2）自己是否曾因轻微撞击或跌倒而发生髋部骨折？

（3）自己（男）是否缺乏性欲、患有阳痿或因体内睾酮含量过低而出现过其他症状？

（4）自己（女）是否在45岁以前绝经？

（5）自己（女）的月经是否曾因妊娠或绝经以外的其他原因停止1年以上？

（6）是否曾服用类固醇药物（可的松、泼尼松等）6个月以上？

（7）身高是否减少5厘米以上？

（8）是否经常过量饮酒？

（9）是否经常腹泻？

以上问题中如有任何一项回答"是"，就有患骨质疏松的可能，最好去医院做具体的检查。

防治骨质疏松，食物是最好的"钙源"

俗话说："民以食为天。"要补钙，多吃些富含钙的食物才是最佳选择。《本草纲目》中就记载了许多含钙的食物，例如红薯、虾等。下面，我们就来看看哪些食物含钙比较丰富。

（1）乳类与乳制品：牛、羊奶及其奶粉、乳酪、酸奶、炼乳。

（2）豆类与豆制品：黄豆、毛豆、扁豆、蚕豆、豆腐、豆腐干、豆腐皮、豆腐乳等。

（3）水产品：鲫鱼、鲤鱼、鲢鱼、泥鳅、虾、虾米、虾皮、螃蟹、海带、紫菜、蛤蜊、海参、田螺等。

（4）肉类与禽蛋：羊肉、猪脑、猪肉、鸡肉、鸡蛋、鸭蛋、鹌鹑蛋、松花蛋等。

（5）蔬菜类：芹菜、油菜、胡萝卜、萝卜缨、芝麻、香菜、黑木耳、蘑菇等。

（6）水果与干果类：柠檬、枇杷、苹果、黑枣、杏脯、橘饼、桃脯、杏仁、山楂、葡萄干、胡桃、西瓜子、南瓜子、桑葚干、花生、莲子等。

强筋健骨，还属食疗最有效

骨质疏松困扰着老年人和绝经后的妇女，其特征为骨头变得疏松脆弱，容易骨折和劈裂。这个时候，注意饮食上的营养搭配十分重要，能起到缓解骨质疏松的作用。下面的食疗方，是根据《本草纲目》所记载的一些补钙健骨的食物，加上现代医学的研究成果所组成，对骨质疏松具有十分显著的疗效。

鱼头炖豆腐

材料：鲢鱼头 500 克，豆腐块 500 克，生姜、蒜瓣、食醋、精盐、麻油各适量。

制法：鱼头去鳃，洗净，从鱼骨中间横向剁成 2 大块，放入砂锅中，加姜片、蒜瓣、食醋和适量清水，用大火烧开，改用小火炖 45 分钟，加入豆腐块、麻油、盐，再炖 10 分钟，至豆腐入味，食用。

功效：鱼头和豆腐中均含有较高的钙质，有利于补充人体钙元素。

牛肉粥

原料：新鲜牛肉 100 克，粳米 250 克，调料适量。

制法：新鲜牛肉洗净，切成小块，加水及调料煮熟，再放入粳米，加水煮粥，待肉烂粥熟，加作料煮沸即可。每日早餐热食。

功效：有滋养脾胃、强筋壮骨之功效，对防治骨质疏松症有良好疗效。

首乌百合粥

材料：制首乌 30 克，百合 20 克，粳米 100 克，大枣 5 枚，冰糖适量。

制法：将制首乌加水煎汤，去渣，加入洗净的百合、粳米、大枣煮为稀粥，调入冰糖服食。每日 1 剂，2 次分服。

功效：滋补肾阴。适用于肾阴虚型骨质疏松，症见头晕耳鸣、腰腿酸痛、弯腰驼背、五心烦热、失眠盗汗、口干咽燥、足跟疼痛、男子遗精、女子月经不调或闭经，以及自发性骨折等。

桑葚枸杞粥

材料：桑葚、枸杞各 30 克，粳米 100 克，白糖 20 克。

制法：按常法煮粥服食。每日 1 剂。

功效：滋补肝肾、强筋壮骨。适用于肝肾阴虚型骨质疏松，症状为视物昏花、筋脉拘急、爪甲枯脆、眩晕耳鸣、腰膝酸痛、形体消瘦、口干咽燥、五心烦热、潮热盗汗、虚烦不寐、女子月经不调或闭经、男子梦遗、尿黄便干等。

甲鱼杞参汤

材料：甲鱼1只，枸杞30克，西洋参5克，熟地10克，调料适量。

制法：将甲鱼宰杀，去肠杂、头、爪及甲壳，洗净切块，与洗净的枸杞、西洋参、熟地共置砂锅内，加水炖1小时，调味，吃肉喝汤。每日1剂。

功效：滋补肝肾。适用于肝肾阴虚型骨质疏松。

核桃补肾粥

材料：核桃仁、粳米各30克，莲子、怀山药、黑眉豆各15克，巴戟天10克，锁阳6克。

制法：将上述材料洗净，黑眉豆可先行泡软，莲子去芯，核桃仁捣碎，巴戟天与锁阳用纱布包裹，同入砂锅中，加水煮至米烂成粥，捞出药包，调味，酌量食用。

功效：补肾壮阳、健脾益气。适用于脾肾两亏的骨质疏松症患者。

姜附狗肉煲

材料：熟附子6克，干姜少许，狗肉250克。

制法：将狗肉洗净，切块，红烧至半熟后，加入附子、干姜煨烂，调味后食用。

功效：温肾壮阳、益气补虚。适用于肾阴虚型骨质疏松症患者。

桑葚牛骨汤

材料：桑葚子25克，牛骨250～500克。

制法：将桑葚洗净，加酒、糖少许蒸制。另将牛骨置砂锅中，水煮，开锅后撇去浮沫，加姜、葱再煮。见牛骨发白时，表明牛骨的钙、磷、骨胶等已入汤中,随即捞出牛骨,加入已蒸制的桑葚,开锅后再去浮沫,调味后即可饮用。

功效:滋阴补血、益肾强筋。适用于骨质疏松症、更年期综合征。

乌豆猪骨汤

材料:乌豆20～30克,猪骨200～300克(猪排骨150～200克)。

制法:将乌豆洗净、泡软,与猪骨同置砂锅中,加水煮沸后,改文火慢熬至烂熟,调味后饮用。

功效:补肾、活血、祛风、利湿。适用于老年骨质疏松、风湿痹痛等。

猪皮汤

材料:猪皮、佐料适量。

制法:猪皮洗净,切块,加水煮开去浮沫,加入葱、姜适量,煮烂熟,加佐料食用。

功效:适用于老年骨质疏松、营养不良、贫血等。

鲤鱼汤

材料:活鲤鱼1条,佐料适量。

制法:鲤鱼去鳞、鳃及内脏,加葱末、姜末、料酒、盐等佐料,稍腌片刻,加水煮至汤白鱼烂,分次食用。

功效:适用于老年骨质疏松、肾炎水肿、黄疸性肝炎、肝硬化腹水、老年慢性支气管炎、哮喘、糖尿病等。

芝麻胡桃末

材料:芝麻250克,胡桃肉250克(粉碎)。

制法:芝麻与胡桃肉混合,每日早晚空腹各食5～7克。

功效:适用于骨质疏松症。

赤小豆鲫鱼

材料：活鲫鱼 1 条，赤小豆 30 克，佐料适量。

制法：将鲫鱼去鳞、鳃及内脏，加葱、姜、料酒、盐等佐料，稍腌片刻，与赤小豆一起入锅，加水煮烂，分次食用。

功效：适用于骨质疏松症。

虾米鸡蛋汤

材料：虾米 30 克，鸡蛋 5 个。

制法：锅中加适量清水煮沸后，放入虾米和鸡蛋汁煮沸，调味后食用。

功效：适用于骨质疏松症。